Dr René BERTRAND
DE L'UNIVERSITÉ DE PARIS
ANCIEN EXTERNE DES HOPITAUX

LA MÉNINGITE
CÉRÉBRO-SPINALE
A RECHUTES

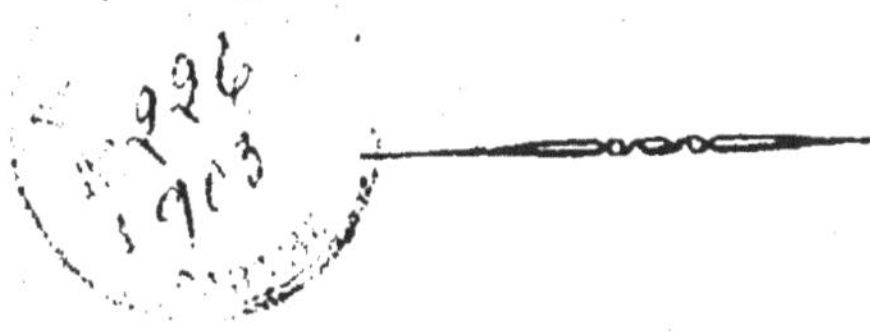

PARIS
Jules ROUSSET
1, RUE CASIMIR-DELAVIGNE
ET 12, RUE MONSIEUR-LE-PRINCE
(anciennement 36, rue Serpente)

1903

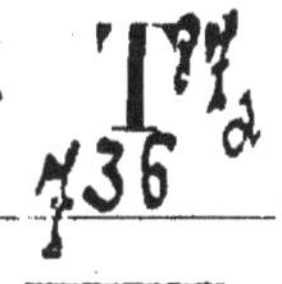

Dr René BERTRAND
DE L'UNIVERSITÉ DE PARIS
ANCIEN EXTERNE DES HÔPITAUX

LA MÉNINGITE CÉRÉBRO-SPINALE A RECHUTES

PARIS
Jules ROUSSET
1, RUE CASIMIR-DELAVIGNE
ET 12, RUE MONSIEUR-LE-PRINCE
(anciennement 36, rue Serpente)

1903

A LA MÉMOIRE DE MON PÈRE.

A MON PRÉSIDENT DE THÈSE

M. LE PROFESSEUR DEBOVE

Doyen de la Faculté de Médecine de Paris

Membre de l'Académie de Médecine

Médecin de l'hopital Beaujon

Officier de la Légion d'Honneur

Nous tenons à placer en tête de ce travail les noms de nos deux premiers maîtres dans les hôpitaux, M. le Dr Talamon, médecin de l'hôpital Bichat et M. le Dr Broca, professeur agrégé à la Faculté, chirurgien des hôpitaux, et nous serions heureux qu'ils veuillent bien voir dans cette intention non pas seulement l'expression de nos plus sincères remerciements pour l'instruction et les conseils qu'ils n'ont cessé de nous prodiguer, mais encore l'assurance de notre respectueuse affection et d'une reconnaissance dont nous ne saurons jamais assez nous acquiter envers eux. Nous remercions M. le Dr Richelot d'avoir pendant l'année d'externat qu'il a bien voulu nous accorder dans son service, contribué à notre instruction chirurgicale et de nous avoir donné l'occasion d'être l'élève de M. le Dr Morestin, dont nous voudrions autrement que par ces lignes classiques remercier les conseils si élevés et dévoués et la si cordiale bienveillance.

Nous devons aussi une grande part de reconnaissance à M. le Pr Pinard pour l'enseignement qu'il nous a donné pendant notre stage obstétrical à la clinique Baudelocque.

La fin de notre externat s'est passée dans le service de de M. le Pr Grancher : nous avons pu y profiter des conseils quotidiens de M. le Dr Méry et nous envoyons à ce maître l'assurance de notre bien sincère gratitude.

Le Dr P. Sainton chef de clinique à l'hôpital Beaujon nous a inspiré le sujet de cette thèse ; il sait d'autre part la reconnaissance que nous lui gardons de l'intérêt qu'il n'a cessé de nous porter pendant les dix-huits mois qu'il a été notre maître.

L'affectueuse bienveillance du Dr P. Londe a trouvé une fois de plus l'occasion de se manifester dans la communication d'une observation prise dans le service de M. le Pr Brissaud, et nous tenons à lui renouveler ici l'assurance de notre bien vive et bien dévouée amitié.

Le cordial intérêt que nous aporté M. le Dr Marcille, chef de clinique à la Charité, ne s'est jamais lassé; il a droit à notre reconnaissance dévouée.

Nous ne voulons pas oublier non plus MM. les Drs M. Labbé, Fournier, Bruhl, médecins des hôpitaux, Ferrand, Mouchet, chefs de clinique, Castaigne et Jousset chefs de laboratoire.

Nous avons passé plus d'une année dans le vaste service de M. le Pr Debove; il a accepté la présidence de cette thèse. Comment lui dire assez notre respectueuse reconnaissance pour l'instruction que nous lui devons, pour la bienveillance qu'il nous a en toutes circonstances témoignée, et pour le grand honneur qu'il nous fait aujourd'hui.

HISTORIQUE.

La méningite cérébro-spinale ne possède guère son autonomie propre que depuis 1837 ; comment, en effet, pouvoir affirmer que la maladie désignée sous le nom de « troussegalant », apparue en Sibérie en 1553 et qui, très meurtrière, parcourut successivement l'Allemagne, la France, l'Espagne, la Sicile et l'Italie, soit exactement superposable à l'affection qui nous occupe? Il faut réellement arriver à l'épidémie qui éclata en 1837 à Bayonne et frappa surtout la garnison, suivre la propagation de cette épidémie avec les différentes étapes du 18e léger pour avoir de sérieuses observations dues surtout aux médecins militaires.

C'est dire que jusqu'au commencement du XIXe siècle l'histoire de la méningite cérébro-spinale emprunte celle de la méningite en général.

Une première période, *période clinique*, peut elle-même se diviser en deux phases : l'une, ancestrale, pendant laquelle les auteurs confondent toutes les affections qui s'accompagnent de fièvre et de délire sous le nom de « φρενιτις » ; la seconde, phase véritablement clinique, au début de laquelle Sauvages (1763) décrit vaguement une affection qu'il considère comme une variété d'éclampsie, *éclampsia ab hydrocephale*, et qui a une lointaine ressemblance avec la méningite tuberculeuse.

Après lui, Robert Whytt en 1768 publie une étude remarquable de l'*hydrocéphalie aiguë* avec ses trois périodes marquées de symptômes propres et nettement distinguées par les oscillations du pouls et de la température.

Un peu plus tard on discute l'origine de l'épanchement ventriculaire, cause admise de la maladie : accumulation pathologique du sang dans les vaisseaux avec léger degré d'inflammation, dit Quin ; inflammation de la pie-mère ou induration squirreuse du cerveau et du cervelet dit Edward Ford.

La seconde période, *période pathogénique et anatomo-pathologique*, s'ouvre par l'apparition du mot « méningite » : Herpin, élève de Pinel, s'en sert pour désigner certains accidents d'ordre traumatique survenus pendant les guerres du premier empire : voilà la méningite différenciée de l'encéphalite. Et, la nature inflammatoire en étant admise, les auteurs vont chercher la localisation des lésions : arachnoïde pour Gœlis ; ventricules cérébraux pour Coindet ; lymphatiques pour Brachet ; cerveau pour Abercrombie ; mailles de la pie-mère pour Senn.

Mais Guersant n'est pas sans remarquer la coexistence des méningites avec les tubercules, et Papavoine, en 1830, reconnait le caractère tuberculeux de certaines méningites : la lésion tuberculeuse précède l'inflammation méningée et n'en est pas forcément suivie.

De là à voir des tubercules dans toute méningite, il n'y avait qu'un pas : Lediberder, Rufz, Fabre et Constant-Gerhardt, etc., se chargèrent de le faire et il fallut les travaux de Rilliet et Barthez en 1817 pour confirmer les tentatives de séparation entre la méningite et l'encéphalite aiguë essayées par Hopfengartner, Coindet, Mathey, Jahn, pour soutenir les recherches d'Evanson et Maunsell sur l'arachnitis de la convexité et la méningite de la base, de Parent Duchatelet et Martinet sur la fréquence de la phlegmasie basilaire beaucoup plus grande chez l'enfant que chez l'adulte, bref, pour établir une distinction nette et absolue entre la *méningite franche, aiguë*, et la *méningite tuberculeuse*, aussi distinctes l'une de l'autre que « la phtisie l'est de la pneumonie, dont les causes ne sont pas les « mêmes, qui atteignent des sujets placés dans des conditions différentes, qui n'ont ni le même mode de début, « ni les mêmes caractères anatomiques, et qui ne réclament pas un traitement en tous points semblable. »

De là date la division désormais classique des méningites en méningites *simples* et méningites *tuberculeuses* ; à cette époque commencent les sérieuses recherches anatomiques, les observations cliniques qui conduisent bientôt à la notion de contagion et d'épidémicité de certaines formes.

Enfin, la naissance et les perfectionnements progressifs de la bactériologie vinrent éclairer d'un jour nouveau l'histoire des méningites (*période bactériologique*). Dans cette dernière période, 2 phases distinctes : une fois admise avec Klebs, Eberth, Leyden, l'intervention des germes vivants dans la genèse des inflammations autrefois considérées comme simples ; une fois le bacille de Koch reconnu comme cause de la méningite tuberculeuse, parurent successivement les travaux de Netter, Franckel, Sänger, Weichselbaum, Foa, Jaccoud, Hutinel etc. qui établirent nettement la nature infectieuse des méningites non tuberculeuses.

Vint, en 1891, la deuxième phase de la période bactériologique avec les travaux de Quincke à la suite desquels les cliniciens apprirent à recueillir sur le vivant le liquide céphalo-rachidien et à tirer de ses modifications pathologiques des notions utiles à la fois à la pratique et à la théorie. Les travaux de Wendworth en 1896, puis ceux de Widal, Sicart et Ravaut, de Netter, Griffon, Læper, Nicloux, etc. sur la perméabilité méningée, sur la composition chimique du liquide céphalo-rachidien, sur sa toxicité, ou sa cytoscopie, les recherches de Weichelbaum, Jæger, Ramon, Canuet et, plus récemment, Griffon ont, en dernière analyse, permis de restreindre beaucoup le sens du mot « méningisme » primitivement établi par Dupré en 1894 et injustement appliqué à tout ce qui n'était pas méningite suivie de mort, et d'essayer dans les méningites aiguës une classification basée sur leurs agents microbiens et sur leurs formes cliniques.

Il est probable que d'ici peu, les auteurs arriveront à étudier dans la méningite cérébro-spinale, comme ils l'ont fait pour la méningite tuberculeuse, des variations suivant les modifications physiologiques (âge, grossesse), ou pathologiques (infections aiguës ou chroniques, auto et hétéro-intoxications etc.) du terrain : mais, jusqu'ici, ils ont déjà réussi à isoler certaines formes et à caractériser :

a) *Des formes microbiennes* : méningite à microbe banal, streptocoque, staphylocoque, colibacille : méningite à bacille de Pfeiffer ; méningite à bacille d'Eberth ; méningite à pneumocoque.

b) *Des formes symptomatiques* ; méningite à forme typhoïde ; méningite à forme tétanique ; méningite à forme de paralysie infantile ;

c) *Des formes d'évolution*, forme foudroyante ; forme moyenne ; forme prolongée ; forme latente et ambulatoire.

A l'occasion d'une malade observée dans le service du Pr Debove, et dont l'affection a nettement évolué par une série de rechutes successives, il nous a paru intéressant de rechercher s'il n'existait pas quelques observations du même type et d'ajouter à ces formes d'évolution déjà étudiées une forme de *méningite cérébro-spinale à rechutes*.

OBSERVATIONS

Observation I.

(Dr Curtillet) *Arch. gén. méd. 1902 N° 1.*

Au..., âgé de 10 mois.

Tombe malade le 13 février 1901.

Début brusque, caractérisé par une forte fièvre : oscillations entre 40° et 41° pendant les premiers jours, faciès rouge, respiration très rapide donnant l'impression d'une affection des voies respiratoires : pourtant on ne trouve rien aux poumons. L'enfant est alternativement agité et prostré ; cependant il continue à téter.

Vers le *20 février* on s'aperçoit que le bras gauche reste étendu le long du corps ; il est à peu près inerte et n'exécute quelques mouvemnts que lorsqu'on le pique assez violemment. Rien du côté de la face et du membre inférieur du même côté. Il n'y a pas de raideur de la nuque et l'on pense, pendant quelques jours, au début d'une paralysie infantile.

Au bout de quelques jours, on constate quelques phénomènes convulsifs, un léger strabisme convergent. Vomissements et raideur peu marquée et inconstante de la nuque. Signe de Kernig.

Le 2 *mars*, l'enfant commence à sortir de sa torpeur ; la raideur de la nuque disparait, les vomissements cessent ; il accepte le sein qu'il avait refusé pendant quelques jours. Tous les signes de méningite disparaissent, il est gai. L'état est si satisfaisant qu'on croit à une guérison complète.

Mais le *10 mars*, les premiers signes reparaissent, et le 15 mars, on pratique une ponction lombaire. Le liquide ensemencé donne des cultures pures de diplocoques de Weichselbaum.

L'inoculation du dépôt dans la plèvre d'une souris neuve tue celle-ci en trois jours. On retrouve le même microbe à l'état de pureté dans l'exsudat pleural, dans le sang et les organes.

Une culture sur gélose inoculée dans le péritoine d'une souris tue celle-ci en trois jours.

Jusqu'ici le traitement avait consisté en bains tièdes et glace sur la tête. Le jour de la ponction, on fait une première injection de sérum artificiel qu'on renouvelle pendant trois jours. La situation s'aggrave et, le 21 mars on fait une dernière ponction ; on retire 10 c. c. d'un liquide cette fois bien épais, contenant des paquets de pus très visqueux qui ne peuvent traverser l'aiguille qu'avec aspiration :

Polynucléaires	18
Mononucléaires	80
Lymphocytes	2

A partir de ce moment, la torpeur va en s'accentuant, la raideur de la nuque est intense. Les membres sont le siège de contractures. Le malade tombe dans le coma qui dure plusieurs jours et meurt dans les premiers jours d'avril.

Observation II.

(Dr Cochez et M. Lemaire). — *Arch. gén. méd.* 1902. n° 1.

Cr...., Barthélemy, 24 ans, étudiant en médecine, né à Oran, demeurant à Mustapha, 71, rue Sadi Carnot.

Entré à l'hôpital de Mustapha le 21 janvier 1901 — sorti amélioré le 28 mars 1901 — décédé à Oran le 2 juillet 1901, après une rechute de 11 jours de durée.

C'est un jeune homme bien portant, vigoureusement constitué mais très nerveux.

Il a été grippé vers le 5 janvier (coryza, mal de gorge et un peu de toux). — Dès la journée du 19 janvier, sensation de fatigue et malaise fébrile. — Le lendemain la courbature a augmenté et Cr..., manque pour la première fois à son service d'hôpital ; le soir, poussée fébrile plus nette que la veille.

20 *Janvier*. — Violentes douleurs dans le rachis et céphalalgie intense qui arrachent des cris au malade;douleurs lancinantes dans les membres inférieurs dont l'extension est difficile, secousses qui obligent Cr... à se redresser et même à sauter brusquement hors du lit, changements de position qui augmentent la douleur plus qu'ils ne l'atténuent. Fièvre à 39°. Quelques nausées suivies de vomissements dans la journée.

21 *Janvier*. — La nuit a été agitée. Abattement : cependant on tire facilement Cr.... de sa torpeur en lui adressant la parole, on obtient des réponses brèves. Langue blanche, pâteuse, étalée. Pas de selles depuis trois jours. Il entre à l'hôpital de Mustapha ; 30 gr. d'huile de ricin provoquent plusieurs selles dans la soirée, céphalalgie un peu moindre.

22 *Janvier*. — Nuit agitée. Facies vultueux, pommettes très rouges, conjonctives légèrement injectées, pupilles un peu contractées mais égales. Raideur très prononcée de la nuque. Quand on tente de faire asseoir le malade, on provoque de vives douleurs dans le rachis et le long des sciatiques; signe de Kernig très accusé.

Cr. . est couché en chien de fusil, le ventre n'est pas rétracté, la raie méningitique est peu marquée, la céphalalgie est moins intense que la veille.

On prescrit : injection hypodermique de 0,50 cent. de chlorhydrate de quinine matin et soir, bains chauds de 30° à 40° toutes les quatre heures, poche de glace en permanence sur la tête.

Grand soulagement après le premier bain ; raideur et douleur atténuées dans la soirée quelques vomissements sans efforts, suivant immédiatement l'ingestion de liquides. On pratique le sérodiagnostic qui est négatif.

23 *Janvier*. — Céphalagie et rachialgie vives, torpeur, cauchemars, insomnies. — Même traitement.

24 *Janvier*. — Bains très bien acceptés; jambes et rachis s'étendent mieux, quoique bien incomplètement encore dans l'eau. Subdélirium et hallucinations pendant la nuit. Agitation plus marquée, parole un peu embarrassée, trémulation généralisée, respiration bruyante, ponction lombaire : on retire 30 c. c. environ d'un liquide tenant en suspension de petits flocons purulents, on a dû aspirer à cause de l'obstruction momentanée de l'aiguille. Dans la soirée, violente agitation; douleurs dans les reins et les épaules; un peu de délire; à 2 heures du matin, Cr... réclame une piqûre de morphine que l'interne de garde n'a pas la force de lui refuser. A 3 heures, un peu de sommeil avec sueurs abondantes.

25 *Janvier*. — Assoupissement et moiteur, à 2 heures du matin dans son bain, le malade a une lipothymie; selle abondante. Pouls à 70; urines très chargées.

Onctions sur la nuque et le rachis avec la pommade iodoformée. Le soir, piqûre de morphine, sommeil assez bon.

26 *Janvier*. — Cr.... parle plus facilement et se sent mieux, mais la douleur et la raideur de la nuque sont plus intenses; il se plaint aussi de douleurs dans les bras; il ne se trouve bien que dans le décubitus dorsal, les genoux fléchis, la tête légèrement tournée à gauche, comme s'il avait le torticolis.

Les régions parotidienne et sterno-mastoïdienne droites sont douloureuses à la pression, aussi ressent-il une douleur de voisinage quand il ouvre la bouche et quand il avale. Toux légère qui le tire de son assoupissement et réveille ses douleurs. — Urines = 1.700 c. c. plus claires.

28 *Janvier*. — Il est plus calme et a meilleure figure, ne se plaint que de sa gorge, de sa nuque et de ses épaules, un peu de stomatite; contractions fibrillaires du pli naso-génien droit. Pouls = 100 et 108; Température 40°. Urines = 3.000 cc.

29 *Janvier*. — Nuque moins douloureuse; soubresaut tendineux des bras et des poignets. — A 6 heures du soir, ponction lombaire = il s'écoule 30 cc. d'un liquide un peu moins trouble que la première fois; le dépôt, insignifiant, se collecte au fond du tube avec un mince caillot de fibrine. Céphalalgie assez intense vers la fin de la ponction. — Onze selles dans la journée dont deux involontaires. Calme jusqu'à minuit, puis agitation. Urines = 1.000 cc.

30 *Janvier.* — A déliré toute la journée. Quatre selles. A 6 heures du soir, violente crise de douleurs en ceinture, qui se répète deux heures plus tard ; injection de morphine. Délire pendant la nuit, plusieurs selles pâteuses. Urines = 3.500 cc.

31 *Janvier.* — Délire continuel. Cinq garde-robes. — Pouls = 92 et 102. Bromure de potassium 2 gr. — Urines = 2.300 cc.

1er *Février.* — Face plus congestionnée à droite, calme relatif dans son lit, mais subdélirium ; le malade est incapable de se maintenir dans la baignoire. A partir de 10 heures, il ne répond plus aux questions et ne demande plus à boire. Deux selles involontaires pendant la nuit. Urines = 2.500 cc.

2 *Février.* — Etat ataxo-adynamique très marqué. Soubresauts tendineux ; les pupilles ne réagissent plus, la droite est un peu plus dilatée. Le malade ne reconnaît pas sa mère par moments. Pouls = 104 ; respiration un peu irrégulière, suspireuse. Urines = 1.000 cc. — Injection de 0,50 cent. de caféine.

3 *Février.* — Somnolence moins marquée. Face pâle, Pouls = 104, difficile à compter.

Injection de 0,50 cent. de caféine, 400 gr. de sérum artificiel ; lavement glycériné qui provoque trois selles, urines = 2000 cc.

4 *Février.* — Inégalité pupillaire ; la droite réagit un peu. Respiration irrégulière rappelant le type de Cheyne-Stocks. Pendant la nuit, un accès de dyspnée avec menace d'asphyxie. Pouls = 76 ; presque pas de soubresauts tendineux. L'état adynamique est plus prononcé et fait craindre une issue fatale. Echolalie. Il reconnaît son médecin. — Mictions involontaires.

5 *Février.* — A uriné abondamment dans le lit, les pupilles réagissent mieux à la lumière, Cr... a repris à peu près connaissance, il montre bien la langue qui est toujours blanche, et s'enquiert de son état. Respiration plus régulière ; pouls = 98 ; quelques soubresauts tendineux. Subdélirium toute la journée. A 5 heures, pouls = 104, respiration irrégulière avec période d'apnée, hoquet, léger strabisme, une selle très dure après lavement. T. M = 37°,9 ; T. V = 38°,1

6 *Février.* — Somnolence, prostration. Pouls = 94, sérum 400 gr. ; caféine.

7 *Février.* — Cr... est dans la stupeur ; pupilles inégales, réagissant à peine ; un peu de délire dans la journée ; dyspha-

gie, crise d'étouffement, hoquet. Deux selles involontaires. Pouls = 104 ; température, 37°.

8 *Février*. — Stupeur moindre ; météorisme abdominal, une selle normale, excoriation au niveau du sacrum. Pouls = 88 ; T. M = 36°,9 ; T V = 36°,6.

9 *Février*. — Torpeur très prononcée ; pupilles toujours inégales réagissant mieux ; langue se déterge. Dans la journée le malade sort de sa torpeur, ouvre bien la bouche et comprend ce qu'on lui dit.

10 *Février*. — Petite eschare sacrée. T. M. = 37,5 ; T. V. = 37,8.

11 *Février*. — Pupilles égales ; peut se tourner dans son lit ; raideur de la nuque a diminué ; le malade peut remuer les jambes, mais se plaint toujours d'un peu de douleur à la tête et aux reins. Dans l'après-midi quelques nausées et vomissements suivis de lipothymies ; deux selles liquides volontaires. Pouls = 100. — Urines = 2000 cc. non albumineuses.

12 *Février*. — Toujours un peu d'amélioration ; mais encore paroles incohérentes. Potage et œuf.

13 *Février*. — On supprime la poche de glace ; on alimente un peu plus ; la température n'a pas dépassé 37° et l'état s'améliore, la convalescence s'accuse de jour en jour jusqu'au 23 février. Constipation, s'assied seul dans son lit, mais légères douleurs dans les jambes et persistance du signe de Kernig.

24 *Février*. — Etat nerveux avec hoquet et vomissements, se prolongeant les 25, 26, 27 ; pupilles de nouveau inégales.

A partir de cette époque, un vomissement matutinal, comme une pituite, survient tous les matins jusqu'au 10 mars, ce qui ne l'empêche pas de s'améliorer et de reprendre ses forces. Il s'alimente, mais se lève avec peine. Vers la fin du mois, il passe la journée assis dans un fauteuil, toujours un peu étourdi. Le pouls reste aux environs de 100.

5 *Avril*. — Il sort de l'hôpital et retourne dans sa famille à Oran. Il nous écrit bientôt lui-même que la guérison s'accuse tous les jours. Aussi quelle n'est pas notre surprise d'apprendre trois mois plus tard, qu'à la suite d'une rechute de 11 jours de durée, il a succombé le 2 juillet.

1° Examen du liquide céphalo-rachidien retiré par la ponction du 24 janvier.

Volume	30 cc
Réaction	faiblement alcaline
Polynucléaires	66
Mononucléaires	10
Lymphocytes	24
Eosinophiles	0

Quelques cellules endothéliales bourrées de diplocoques en forme de grains de café, très petits, la plupart contenus dans des leucocytes, rarement libres, ne prenant pas le Gram, dont l'inoculation sous la peau et dans la plèvre de souris, de cobayes et de rats blancs reste négative. L'ensemencement dans les divers milieux a permis d'isoler à l'état de pureté le diplocoque de Weichselbaum.

2° Examen du liquide retiré par la ponction du 29 janvier.

Volume	40 cc
Réaction	faiblement alcaline
Polynucléaires	52
Mononucléaires	9
Lymphocytes	39
Eosinophiles	0

Les inoculations restent encore sans résultat ; les cultures montrent le diplocoque à l'état de pureté. Une culture inoculée sous la peau d'une souris reste sans résultat ; injectée dans la plèvre, tue en 2 jours : on retrouve le diplocoque dans les organes et le sang.

Observation III

(Dr Galliard *Soc. med. Hôp.* 14 nov. 1902).

Mme G... mécanicienne, âgée de 23 ans, entre le 1er mars 1898 à l'hôpital Saint-Antoine, salle Nélaton, n° 4.

Sa mère est vivante, bien portante. Son père est atteint de laryngite chronique et d'affection cardiaque. Deux frères et deux sœurs sont morts en bas âge. Une sœur âgée de vingt ans est délicate, très nerveuse.

Sur ses antécédents personnels, la malade fournit des renseignements intéressants. Ayant eu pendant l'enfance de la gourme et des adénites cervicales, elle aurait contracté, à seize ans, une fièvre typhoïde grave avec albuminurie et éclampsie; elle aurait conservé pendant plusieurs semaines, à la suite, de l'anesthésie des membres inférieurs.

A dix-sept ans et demi, troubles gastriques ; hématémèses abondantes, fréquentes sensations de brûlure au creux épigastrique; les hématémèses se seraient reproduits en décembre 1899.

Quelques abus d'alcool, pas de syphilis.

Mme G... aurait eu trois grossesses : une de neuf mois, une de sept mois, une de six mois et demi, terminée le 10 février 1898, par un avortement.

Pendant la 1re gourme, elle aurait eu une pleurésie, guérie spontanément, sans thoracentèse, au bout de deux mois.

Dès le 7 février, 1898, elle souffrait de douleurs épigastriques intolérables, de point de côté, et dyspnée ; les désordres se sont accentués jusqu'au moment de l'admission à l'hôpital, le 1er mars 1898.

Le 2 *Mars*, état grave. T. V. 39°2. Pouls petit et rapide. Respiration très brève ; orthopnée: la malade peut à peine parler. Toux sèche, fréquente, pénible. A gauche, voussure du thorax ; matité sur toute la hauteur en arrière ; matité jusqu'à la deuxième côte en avant; matité de l'aire de Traube ; abaissement de la rate ; abolition des vibrations vocales et du murmure vésiculaire ; pas de souffle. En résumé, grande collection liquide de la plèvre gauche.

Cependant le cœur n'est pas déplacé.

Le foie est très volumineux, sans bosselures. La rate est normale.

Constipation; langue saburrale. Pas d'herpès des lèvres. Oligurie ; pas d'albuminurie.

Pas de troubles moteurs ni sensitifs.

La thoracentèse est urgente. Nous obtenons 1100 cc. de sérosité citrine. Mais il est impossible de continuer l'évacuation car la malade a une quinte de toux pénible.

Le soir, 39°6. L'orthopnée a disparu.

Le 3 *Mars*, 39°2. Les signes physiques se sont modifiés à gauche: souffle pleurétique, matité de l'aire de Traube, mais pas d'abaissement de la rate. Quand à l'état général, il reste mauvais. Le soir 39°8.

Le 4 *Mars*, 38°8 et 37°8. Pas d'amélioration des phénomènes généraux. Inappétence absolue; langue saburrale; la malade vomit le lait; elle ne conserve que la limonade vineuse.

Le 5 *Mars*, 39°6 et 40. Les jours suivants, oscillations entre 39° et 40°.

Le 8 *Mars*, 37°4. Amélioration notable. Bien que les signes d'épanchement persistent à la base gauche, il n'y a plus ni point de côté, ni suffocation, ni toux. Je prescris une injection sous-cutanée de chlorhydrate de quinine (30 centigr.). L'examen des oreilles ne révèle rien de spécial. Le soir, 39°.

Le 9 *Mars*, 38°. En arrivant auprès de la malade, je suis sur-surpris de la trouver immobile dans son lit, endormie, indifférente, déprimée, fuyant la lumière. Elle répond péniblement aux questions que je lui pose. Inappétence; constipation; ventre en bateau. Le soir, 40°.

Le 10 *Mars*, 37°6, pouls petit et rapide. Respiration régulière. Mais les signes méningitiques s'accentuent; prostration, torpeur, immobilité, céphalalgie, douleurs vives au niveau de la nuque et à l'abdomen, vomissements bilieux. Le symptôme de Kernig est manifeste. On continuera les injections sous-cutanées de quinine. Glace sur la tête, boissons glacées. Calomel, 40 centigr. en 4 doses. Le soir, 40°8.

Le 11 *Mars*, l'aspect méningitique est saisissant: décubitus en chien de fusil, la face tournée vers le mur, les yeux fermés; état demi-comateux; immobilité absolue; ventre en bateau. Pas de rhytme respiratoire spécial; pouls petit, rapide, régulier; raie méningitique, 39°6. Quand je cherche à réveiller la malade, elle ne répond à mes questions que par des mots inintelligibles. Quand j'explore l'abdomen, quand je saisis les membres contracturés ou que je cherche à triompher de la raideur de la nuque pour faire mouvoir la tête, je provoque certainement des sensations douloureuses, car les muscles de la face se contractent. Constipation persistante.

Langue sèche. Pas d'émission d'urine, mais le liquide obtenu par le cathétérisme est peu abondant; pas d'albuminurie. Comme la déglutition des solides et même des liquides est devenue impossible, je dois renoncer au calomel. Je prescris un lavemement purgatif, suivi d'un second lavement contenant 3 grammes d'iodure de potassium. Injection sous-cutanée de quinine. Glace sur la tête. Le soir, 40 degrés. Pouls régulier. Respiration régulière.

Le 12 *Mars*, 39 degrés. La torpeur est moins profonde. Agitation, carphologie, paupières demi-closes. Ventre en bateau ; pas d'urine ; constipation. Strabisme interne de l'œil droit ; il y a donc paralysie du droit externe de ce côté. Pas d'autre paralysie. La malade avale un peu de lait. Même traitement. Le soir, 39°4.

Le 13 *Mars*, 38°8. Aggravation de l'état cérébral. Inconscience absolue. Coma presque complet. Respiration râlante. La famille de la malade passe une partie de la journée dans la salle, attendant la terminaison fatale que nous avons annoncée. Le soir, 41 degrés.

Le 14 *Mars*, 39°6 peu de modifications. Ventre en bateau : Anurie : coprostase. La maigreur est extrême. Nous constatons une eschare à la région sacrée. Le soir 40°4. P. 120.

Le 15 *Mars*, contrairement à mon attente la malade est encore vivante ; et même la torpeur a un peu diminué. T. 39°2. On continue les injections sous-cutanées de quinine et les lavements d'iodure de potassium. Pendant la journée on réussit à faire avaler quelques cuillerées de lait : Le soir, défervescence : 37°4.

Le 16 *Mars*, à ma grande surprise, je trouve la malade réveillée, capable de répondre aux questions qu'on lui pose. Elle a bu du lait ; elle a émis un litre d'urine non albumineuse. Disparition de l'hyperesthésie, de la photophobie, du strabisme. Encore un peu de céphalalgie et de raideur du cou. La raie méningitique persiste. — Respiration régulière. L'auscultation du côté gauche, en avant, révèle des frottements pleuraux. Lait. Injection de quinine.

Le 17 *Mars*, l'aspect est plus favorable ; l'état général semble meilleur. Pas de troubles sensitifs ni sensoriels. Cependant la température s'élève ce matin, à 40 degrés, pour retomber, le soir, à 37 degrés.

Le 18 *Mars*, 37°6 et 39°6.

Le 19 *Mars*, 39°4 et 39°8. Pourquoi cette fièvre persistante ? L'épanchement de la plèvre gauche s'est complètement résorbé, je ne constate que des frottements. L'auscultation des sommets ne révèle rien de pathologique ; d'ailleurs la malade ne crache pas, elle n'a qu'une toux sèche. Il n'y a pas d'abcès visible. La plaie de la région sacrée est en voie de cicatrisation. La rate n'est pas tuméfiée. Le foie reste volumineux. Contiendrait-il un kyste hydatique suppuré ou un abcès? A l'aide d'une aiguille

PLANCHE I.

OBSERVATION III.

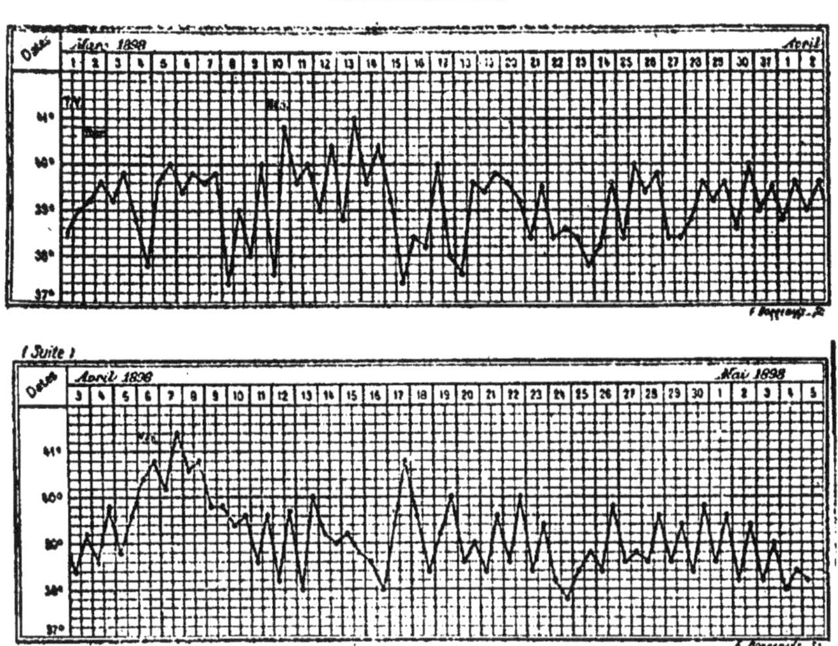

longue et fine, je pratique deux ponctions exploratrices dans la masse hépatique : pas de résultat.

Le 23 *Mars*, la température s'abaisse à 38°4 et 37°8. Les frottements pleuraux ont complètement disparu ; la pleurésie est guérie. L'état général continue à s'améliorer. Je supprime les injections sous-cutanées de chlorhydrate de quinine pour faire administrer le remède par la voie buccale. Suppression de l'iodure de potassium. Régime lait.

Le 25 *Mars*, encore 40 degrés le soir.

Le 27 *Mars*, 38°4 ; la malade se lève pour la première fois.

Le 28 et le 29 *mars*, la température vespérale est encore de 39°6.

Le 30 *Mars*, 38°6. J'incise un abcès de la cuisse gauche, sur un point où des injections de quinine ont été pratiquées. Le pus de cet abcès, examiné et cultivé par mon interne, M. Henri Bernard, ne contient pas de microbes. La malade quitte le lit ; elle descend même au jardin pendant l'après-midi. Le soir 40 degrés. Les jours suivants, la température oscille autour de 39 degrés. Cependant l'état général n'est pas mauvais. La malade ne se contente plus du lait ; elle exige des aliments solides. La constipation nécessite des lavements et des laxatifs.

Le 5 *Avril*, à 5 heures du soir, 39°6. A 6 heures, convulsion du membre inférieur droit, et du côté droit de la face, durant quelques minutes seulement. Ensuite la malade accuse de violentes douleurs de tête. Pendant la nuit, elle vomit. Glace sur la tête : injection de morphine.

Le 6 *Avril*, 40°1 et 40°8. Etat méningitique caractérisé comme la première fois : décubitus en chien de fusil, demi-coma, respiration bruyante et plaintive, raideur du cou. etc. La tête est en rotation vers le côté gauche ; déviation conjuguée des yeux vers la gauche. Je prescris 40 centigrammes de calomel en 4 doses.

Le 7 *Avril*, même état, la malade avale difficilement quelques cuillerées de lait, 40°2 et 41°4.

Le 8 *Avril*, les phénomènes cérébraux persistent, 40°6 et 40°8.

Le 9 *Avril* 39°8. Pendant l'après-midi la malade se réveille ; elle prononce quelques paroles et fait comprendre qu'elle souffre d'une violente douleur de tête.

Le soir 39°8. Stupeur persistante.

Le 10 *Avril*, 39°4 et 39°6. La stupeur fait place à l'agitation. Le ventre qui était déprimé, en bateau, se ballonne légèrement. La malade urine.

Le 11 *Avril* 38°6. La seconde crise vient de se terminer, comme la précédente, par résolution. Dès lors je note l'amélioration lente de l'état général et les oscillations thermiques irrégulières entre 38° et 40°. Le 17 avril au soir, on marque 40°8 ; les 19 et 22 avril 40 degrés le soir.

A la fin du mois d'avril, la malade est atteinte d'angine érythémateuse et de bronchite. Comme je soupçonne toujours chez elle la tuberculose, je l'examine avec le plus grand soin. L'auscultation ne révèle rien de positif. L'examen des crachats ne montre pas de bacilles de Koch.

Bien que la fièvre n'ait pas disparu, l'état général reste satisfaisant ; la malade a de l'appétit ; elle se lève et descend même au jardin. Elle demande à quitter l'hôpital le 5 mai 1898.

Quelques mois après, mon interne, M. Henri Bernard, a l'occasion de l'examiner. Elle a repris ses occupations ; son état général est médiocre, mais l'examen du thorax ne donne pas de résultat positif. Quand au foie, il reste volumineux. Pas de désordre nerveux.

Le 6 *Février* 1900 (vingt et un mois après la sortie de l'hôpital), Mme S... vient me consulter. Elle m'amène un enfant bien portant. Bien qu'elle prétende avoir eu récemment une fausse couche suivie d'albuminurie, bien qu'elle ait toussé pendant un mois et demi, son faciès est excellent. Elle ne tousse pas, elle ne crache pas. En l'auscultant très attentivement, je découvre seulement un peu d'expiration prolongée au sommet droit, en arrière ; pas d'autre signe. Le cœur est sain. La rate est normale. Le foie a repris son volume normal. L'état des voies digestives est très bon. Pas de désordre du système nerveux, pas de manifestation hystérique. Pas de trouble de la motilité.

Observation IV.

(Dr Moizard et H. Grenet *Soc. méd. Hop.*, 19 déc. 1902).

M..., Maurice âgé de six ans et demi entre le 19 avril 1901 à l'hôpital des Enfants-Malades, salle Guersant, n° 3, pour de violents maux de tête, et une fatigue générale. L'enfant n'a jamais été malade, mais avait le caractère sombre et parlait peu.

Quinze jours avant d'entrer à l'hôpital, il a commencé à devenir plus triste et à perdre l'appétit. Lorsqu'on l'amène aux Enfants-Malades il souffre du ventre depuis quatre jours, est courbaturé, crie dès qu'on le touche ; la céphalalgie a augmenté, l'enfant est très constipé, et dans les quelques jours qui ont précédé son admission, il a vomi ses aliments une fois, et une purgation qu'on voulait lui administrer.

20 *Avril*. — On constate les signes suivants : l'enfant est couché en chien de fusil, il n'est pas extrêmement abattu et répond assez bien aux questions qu'on lui pose ; il se plaint d'une violente céphalalgie frontale et occipitale qui est exagérée par la pression. Il existe une raideur extrême de la nuque : la tête est renversée en arrière, et ni les mouvements de flexion, ni les mouvements de rotation ne sont possibles ; le signe de Kernig qu'on avait constaté nettement la veille au soir est actuellement très peu marqué. Les pupilles sont un peu dilatées, mais on ne note ni inégalité pupillaire, ni strabisme ; la pression des globes oculaires est douloureuse. Le ventre un peu rétracté est douloureux. La raie méningitique n'est pas très nette. On a noté de l'hyperesthésie cutanée généralisée. A la face interne de la joue gauche, près de l'orifice buccal, on trouve un bouquet de vésicules d'herpès. L'enfant entend bien et ne présente pas d'écoulement d'oreille. Le pouls bat à 100, est bien frappé et régulier. La température est de de 38°6 le matin et de 39°7, le soir.

22 *Avril*. — L'enfant souffre un peu moins de la tête ; il répond bien aux questions, mais il a l'ouïe un peu dure. La raideur de la nuque est toujours très marquée. Pas de troubles oculaires ; pas de signe de Kernig, pas de vomissements. Respiration normale ; pouls à 108 sans intermittences. Température 38°2 le matin, 39°8 le soir.

24 *Avril*. — Le malade entend beaucoup plus mal que les jours précédents. Température 39°8 le matin, 39°3 le soir.

25 *Avril*. — On constate le signe de Kernig net et bilatéral. La raideur de la nuque est toujours très marquée. L'enfant est presque sourd.

26 *Avril*. — La température qui était de 40°, tombe brusquement à 37°, pour remonter d'ailleurs à 38°7 le soir.

27 *Avril*. — On note quelques irrégularités du pouls. On retire par ponction lombaire, environ 10 cc. d'un liquide transparent, mais un peu trouble et laissant dépasser quelques flocons ; le liquide s'écoule assez rapidement, mais goutte à goutte. L'examen cytologique pratiqué après centrifugation, fixation à

l'acool-éther et coloration à l'hématéine éosine, montre de nombreux éléments figurés constitués uniquement par les polynucléaires. On ne trouve pas de microbes à l'examen direct ; les ensemencements sur sérum et en bouillon restent stériles. Pas de perméabilité des méninges à l'iodure.

29 *Avril*. — Le signe de Kernig est très net ; l'enfant présente toujours de l'hyperesthésie cutanée et crie aussitôt qu'on le touche. Il entend un peu mieux. Le pouls est régulier, la température décrit de grandes oscillations : 40°1 le matin, 37° le soir.

2 *Mai*. — L'état général est meilleur, la raideur de la nuque existe encore, mais beaucoup moins marquée. Le malade entend beaucoup mieux. La température continue à subir des oscillations très marquées.

6 *Mai*. — On note la cessation complète de la fièvre ; le malade paraît entendre assez bien, mais la raideur des muscles du cou est appréciable.

A partir du 11 mai, la température semble baisser progressivement·

15 *Mai*. — Elle n'atteint plus que 36°8 le matin, 37° le soir.

16 *Mai*. — Il se produit une nouvelle ascension thermique (39°4 le matin, 37°2 le soir) pendant toute cette période, l'état général semble s'améliorer très lentement : l'enfant est un peu moins abattu, mais il reste toujours grognon et ne s'intéresse pas à ce qui l'entoure.

18 *Mai*. — La nuque semble encore un peu raide, il est difficile d'ailleurs de savoir si cette raideur a diminué et si le malade entend mieux, car il est très capricieux, se débat violemment, crie dès qu'on veut l'examiner. Température 36°8 le matin, 37° le soir. L'enfant a subi depuis le commencement de la maladie un amaigrissement considérable, qui continue à s'accentuer.

19 *Mai*. — La température s'élève à 37°8, cette poussée fébrile ne dure qu'une journée, mais à partir de cette date, elle se renouvelle assez régulièrement tous les deux jours, atteignant 38°2 le soir.

30 *Mai*. — Bien que la température ne soit pas encore tout à fait normale, l'état général est relativement satisfaisant ; le malade se nourrit mieux, ne vomit pas ; le sommeil est meilleur, il n'y a pas d'irrégularité du pouls, les pupilles réagissent bien à

la lumière et à l'accommodation; cependant l'amaigrissement est extrême, la peau est sèche et terreuse, le visage est ridé et a un aspect simiesque très accentué; la raideur de la nuque est de nouveau très marquée, il y a une ébauche du signe de Kernig, le ventre est rétracté et l'enfant se tient habituellement couché en chien de fusil.

2 *Juin.* — L'enfant est très calme, mais reste couché en chien de fusil, l'amaigrissement s'accentue de plus en plus; les masses musculaires des membres paraissent complètement fondues, une eschare rétro-trochantérienne commence à se former à droite, la raideur des muscles du cou est très diminuée, on note quelques irrégularités du pouls, il n'y a pas d'écoulement d'oreille, mais le malade est complètement sourd.

3 *Juin.* — Il n'y a plus de raideur des muscles du cou, mais les intermittences et les irrégularités du pouls sont très marquées; l'enfant reste couché en chien de fusil, l'amaigrissement est extrême, le ventre est rétracté; l'eschare rétro-trochantérienne se creuse rapidement, une eschare sacrée se forme.

4 *Juin.* — On retire par ponction lombaire 10 cc. d'un liquide légèrement trouble, s'écoulant goutte à goutte. L'examen cytologique après centrifugation montre la présence presque exclusive de polynucléaires. Pas de microbes à l'examen direct, les tubes ensemencés (sérum et bouillon) restent stériles. Pas de perméabilité des méninges à l'iodure.

7 *et* 8 *Juin.* — Il se produit une légère élévation de température, 38°5, sans aggravation marquée des autres symptômes.

13 *Juin.* — L'état semble s'améliorer; il n'y a pas de raideur des muscles du cou, l'enfant s'alimente un peu, mais il est toujours complètement sourd, les eschares sacrés et rétro-trochantérienne sont très profondes.

20 *Juin.* — L'enfant se tient recroquevillé dans son lit et paraît plus abattu : un vomissement alimentaire s'est produit pendant la nuit; le pouls est très rapide, mais régulier. Température 37°9 le matin, 37° le soir.

22 *Juin.* — La température est revenue à la normale, le pouls est régulier et moins rapide; le malade ne se tient plus en chien de fusil; il s'alimente assez bien avec des potages et a une selle

par jour sans aucun lavement; les escharos sont moins profondes.

30 *Juin*. — L'état général continue à s'améliorer, la température reste normale; l'amaigrissement est moins marqué, mais la surdité est toujours très prononcée.

6 *Juillet*. — L'enfant a une petite indigestion; il a un grand appétit, est très éveillé, répond assez bien aux signes qu'on lui fait et parait entendre un peu; il commence à engraisser, sa figure a perdu son aspect simiesque, le ventre n'est plus rétracté. Depuis cette époque, la température est toujours restée normale; le pouls est fort et régulier; l'intelligence paraît s'éveiller peu à peu; l'enfant commence à causer et la surdité diminue rapidement; les escharos sont complètement cicatrisées; les membres reprennent leur volume normal; la peau a perdu sa sécheresse et son aspect terreux et a recouvré son élasticité normale.

10 *Septembre*. — On retire par ponction lombaire environ 10 cm. c. de liquide céphalo-rachidien: le liquide s'écoule lentement; il est absolument limpide et l'examen microscopique après centrifugation, montre l'absence de tout élément cellulaire. L'enfant quitte l'hôpital le 27 septembre. Il paraît complètement guéri et ne présente plus trace de surdité. Mais son caractère est bizarre; il s'impatiente et crie à tout propos et se met à pleurer ou à rire aux éclats, sous l'influence de la plus légère excitation.

On le revoit le 15 novembre; aucun accident ne s'est produit depuis sa sortie de l'hôpital, mais ses bizarreries de caractère persistent et ne paraissent pas avoir de tendance à s'améliorer.

Observation V

(Dr Machtou). *Arch. génér. méd.*, 1902, n° 1

Jo..., 2 ans, demeurant à Alger, rue des Consuls. Père et mère bien portants. N'a jamais été malade jusqu'à la fin du mois de mars 1901. A cette époque, son humeur change, il se plaint et pleure souvent.

Dans les premiers jours d'avril, M. Machtou constate de la fièvre, de la raideur de la nuque, du strabisme et le signe de Kernig. Vomissements.

10 *Avril.* — L'enfant est dans une profonde torpeur, couché en chien de fusil, le regard fixe, les pupilles dilatées et insensibles. Il se plaint dès qu'on le touche. Raideur de la nuque, pas de Kernig. On pense plutôt à une méningite tuberculeuse.

Ponction lombaire, 20 cc, d'un liquide sortant en jet, paraissant absolument clair, laissant un dépôt insignifiant. Il contient des diplocoques ne prenant pas le Gram. Des ensemencements du liquide donnent des cultures, puis du diplocoque de Weichselbaum.

Examen cytologique.

Polynucléaires	62
Mononucléaires	18
Lymphocytes	10

L'état général ne s'améliore pas.

12 *Avril.* — L'enfant est pris de convulsions.

13 *Avril* — Nouvelle ponction lombaire, 30 cc. d'un liquide de même aspect que la première fois. Diplocoques assez nombreux.

Polynucléaires.	57
Mononucléaires	35
Lymphocytes	8

Les convulsions cessent, mais l'état reste mauvais, l'enfant semble n'y plus voir.

Vers le milieu de mai il reprend un peu, sort de sa torpeur et s'alimente.

Juin. — Véritable boulimie. L'enfant revient peu à peu à son poids normal, mais l'amaurose persiste.

7 *Juillet.* — Il a été repris depuis quelques jours de vomissements et de céphalagie. Raideur de la nuque, pas de Kernig. Pupilles moyennement dilatées et paresseuses. L'enfant ne distingue pas les objets.

Observation VI

(Dr Rendu) *Soc. Méd. Hôp.* 3 mai 1901.

Méningite cérébro-spinale fruste avec légère rechute suivie de guérison.

Le malade s'étant levé malgré la défense qui lui avait été faite s'est vu repris de mal de tête, courbatures, signe de Kernig, qui avaient disparu.

L'année précédente, il a soigné à l'hôpital Necker un ouvrier pris d'accidents cérébro-spinaux intenses mais passagers, à trois reprises; les symptômes de méningite le reprenaient chaque fois qu'il se remettait à travailler.

Observation VII.

(Dr Vincent, *Soc. méd. Hôp.*, 5 mai 1901).

Le Dr Vincent cite un cas de méningite cérébro-spinale fruste chez un homme de 22 ans.

Il entre, le 7 avril 1899, au Val-de-Grâce et s'y rétablit complètement.

Quelques jours après, le malade a un frisson, 39° de température, de la céphalée et tous les signes d'une méningite très grave. Il meurt.

A l'autopsie, le diagnostic de méningite cérébro-spinale est confirmé.

Observation VIII.

(Dr Cruchet, de Bordeaux, *Soc. Neur.*, 6 nov. 1902).

Le Dr Cruchet, de Bordeaux, rapporte l'observation d'un jeune garçon de dix ans qui, après avoir présenté, durant un mois et demi, tous les signes d'une méningite tuberculeuse classique, parut complètement guéri pendant deux ans. Il fit alors une rechute qui, au bout de six semaines, fut encore suivie d'un retour à l'état normal ; la guérison paraissait donc de nouveau obtenue, lorsque l'enfant mourut subitement par asphyxie d'origine bulbaire avec des signes absolument analogues à ceux que provoquent les physiologistes dans l'expérience de Flourens.

Autopsie. — Dissémination considérables de nodules tuberculeux à la périphérie du bulbe, surtout distribués le long des artères vertébrales, du tronc basilaire et des cérébrales postérieures, ces dernières étant presque complètement oblitérées au niveau de leur origine.

Observation IX (inédite)

(Dr P. Sainton et Rathery) Service du profr Debove.

Amélie Bel..., journalière, âgée de 26 ans.

Son père s'est suicidé. Sa mère est rhumatisante et obèse, sans antécédents névropathiques. Elle-même a eu trois enfants : une fille âgée de 9 ans, sujette aux convulsions ; deux fils dont l'un mort à quatre mois de convulsions et l'autre actuellement bien portant. La malade a eu une enfance très délicate ; sujette aux bronchites répétées jusqu'à l'âge de neuf ans, réglée très régulièrement depuis l'âge de dix ans, elle a eu à quinze ans une fièvre typhoïde à la suite de laquelle une pleurésie gauche qui, pendant huit jours, a fait porter un pronostic fatal. Guérie au bout de treize mois, elle n'a plus présenté dans ses antécédents pathologiques qu'une attaque de grippe il y a deux mois.

25 *Juin* 1902. — En arrivant à son travail, elle a été prise d'un malaise très prononcé : courbature générale avec douleurs dans le rachis, les mollets et les articulations, toutefois sans céphalalgie ; elle accusait en même temps un assez fort mal de gorge. Restée dans cet état jusqu'à 4 heures et demie, elle se contente de prendre une boisson chaude, rentre chez elle et se couche : c'est alors qu'apparait la céphalée, et avec une telle intensité, qu'il lui devient impossible de faire un mouvement. Elle fait consulter un pharmacien qui conseille de l'antipyrine et un révulsif au niveau des mollets. Ce traitement n'apporte aucun soulagement à la malade, dont les douleurs continuent au contraire à augmenter : céphalée, douleurs et courbatures persistent toute la journée et son entourage constate une fièvre élevée : les joues de la malade sont très chaudes, ses lèvres sèches et, vers le soir, elle a un vomissement consécutif à l'absorption d'une tasse de bouillon. La nuit se passe sans sommeil, avec violentes douleurs dans la tête et le cou; ses douleurs lombaires sont si fortes qu'elle les compare aux douleurs de l'accouchement.

26 *Juin*. — La malade est conduite d'abord à l'hopital Bichat, d'où on l'envoie à l'hopital Beaujon où elle est admise à onze heures, salle Béhier, lit n° 39.

A son entrée, la malade présente un grand affaissement : elle a absolument l'aspect typhique : elle porte parfois sa main à la tête et pousse des cris de souffrance. Son visage est rouge mais on n'y constate pas de vésicules d'herpès. En l'interrogeant, on apprend qu'elle est constipée depuis six jours et qu'elle n'a eu qu'un vomissement alimentaire avant son entrée à l'hopital. Mais, dans la journée, quatre ou cinq vomissements se reproduisent à la suite d'ingestions de lait ; ils sont précédés d'efforts et de nausées qui lui arrachent des cris.

La raideur de la nuque est très prononcée.

Le signe de Kernig existe et on constate en outre de la contracture des membres inférieurs avec soubresauts tendineux.

La rachialgie est très accusée.

On ne constate pas d'inégalité pupillaire, mais il n'existe aucune réaction des pupilles ni à la lumière, ni à l'accommodation.

Les réflexes sont exagérés ; la température de 38°.

28 *Juin*. — Même état. — Température : 38° 2 ; on commence à donner des bains chauds.

29 *Juin*. — La céphalée est toujours très intense ; continuation de la rachialgie et de la raideur de la nuque. Encore des vomissements. Constipation.

On prescrit du calomel qui procure cinq ou six selles dans la nuit. — Continuation des bains et de la glace sur la tête.

30 *Juin*. — Apparition d'une éruption confluente de vésicules d'herpès au niveau des commissures labiales et du menton. La température atteint 40°.

On fait une ponction lombaire qui donne un liquide trouble, légèrement albumineux et qui ne fait pas disparaître ni diminuer le signe de Kernig.

On pratique l'examen des crachats qui ne décèle pas la présence du bacille de Koch.

1er *Juillet*. — Amélioration sensible. Plus de vomissements ; la céphalée diminue.

Le signe de Kernig existe toujours ; mais il y a un peu moins de raideur de la nuque.

Les pupilles sont dilatées ; il y a de l'amblyopie. Mais la température oscille toujours dans les environs de 39°.

4 *Juillet*. — La malade est gaie, sans troubles psychiques ; elle a toute sa lucidité et répond très bien aux questions qu'on lui pose.

L'amblyopie a disparu ; mais on constate à nouveau de l'inégalité pupillaire.

Les réflexes sont perceptibles, à la suite d'excitations répétées.

5 *Juillet*. — Ponction lombaire.

6 *au* 15 *Juillet*. — Même situation avec alternatives d'aggravation et d'amélioration.

17 *Juillet*. — La céphalée diminue, de même que la raideur de la nuque ; les reflexes existent, les vomissements s'espacent.

Ponction lombaire.

19 *Juillet au* 2 *Août*. — La convalescence s'accuse ; la température est voisine de la normale.

La malade commence à s'alimenter. Mais le signe de Kernig persiste.

Le 26, on fait une nouvelle ponction lombaire.

2 *Août*. — La température recommence à monter, avec violentes douleurs de tête, un peu de contracture et de raideur de la nuque.

4 *Août*. — Même état. Ponction lombaire.

7 *Août*. — Nouvelle atténuation des symptômes. Nouvel espoir de convalescence ; mais toujours persistance du signe de Kernig.

9 *Août*. — Ponction lombaire.

11 *Août*. — La température s'élève une troisième fois ; les violentes crises de céphalée reparaissent avec raideur de la nuque.

17 *Août*. — Ponction lombaire.

21 *Août*. — Chute de la température à 37°5. Ponction lombaire.

22 *Août*. — Nouvelle poussée de fièvre.

23 *Août*. — La température tombe définitivement, en vingt-quatre heures, en même temps que disparaissent les contractures et s'atténue la céphalée.

6 *Septembre*. — La malade sort guérie.

Examen du liquide céphalo-rachidien :

a) Ponction du 30 juin :

Liquide trouble.
Diplocoques prenant le Gram.
Polynucléaires en assez petit nombre.
Quelques mononucléaires.

b) Ponction du 5 juillet :

Liquide franchement trouble.
Cultures : Diplocoques prenant le Gram.
Polynucléaires en très grand nombre
Quelques mononucléaires.
Quelques rares lymphocytes.

c) Ponction du 26 juillet :

Polynucléaires en très grand nombre.
Quelques mononucléaires.
Quelques rares lymphocytes.

d) Ponction du 4 août :

Liquide moins louche.
Quelques rares polynucléaires.
Lymphocytes.

e) Ponction du 9 août :

Liquide très clair.
Uniquement des lymphocytes en petit nombre.

f) Ponction du 17 août :

Le liquide semble clair.
Quelques rares polynucléaires
Quelques lymphocytes.

Observation IX (Inédite).

Dr P. Londe (Service du Pr Brissaud).

Alexandre P., âgé de 16 ans, est fils de parents actuellement bien portants : sa mère a eu un goître et il présente lui-même un développement anormal du lobe droit du corps thyroïde. Il n'a jamais été malade jusqu'à l'âge de 8 ans. — A partir de ce moment, tous les 2 mois, il était pris d'une céphalée violente qui l'empêchait de travailler pendant deux jours et s'accompagnait de vomissements. — La dernière crise date de 5 ans, mais elle a été très forte, avec céphalée particulièrement violente et fièvre qui le forcèrent à garder le lit pendant trois à quatre jours.

Il est à Paris depuis 2 mois et travaille la nuit au chemin de fer.

Quinze jours avant son entrée à l'hôpital, il aurait, au cours d'une dispute avec un camarade, reçu un coup sur la tête.

Quoi qu'il en soit, il souffre de céphalée depuis deux jours.

12 *Juin*. — A son entrée à l'Hôtel-Dieu, le malade est dans le coma.

Couché en chien de fusil, il présente une raideur de la nuque

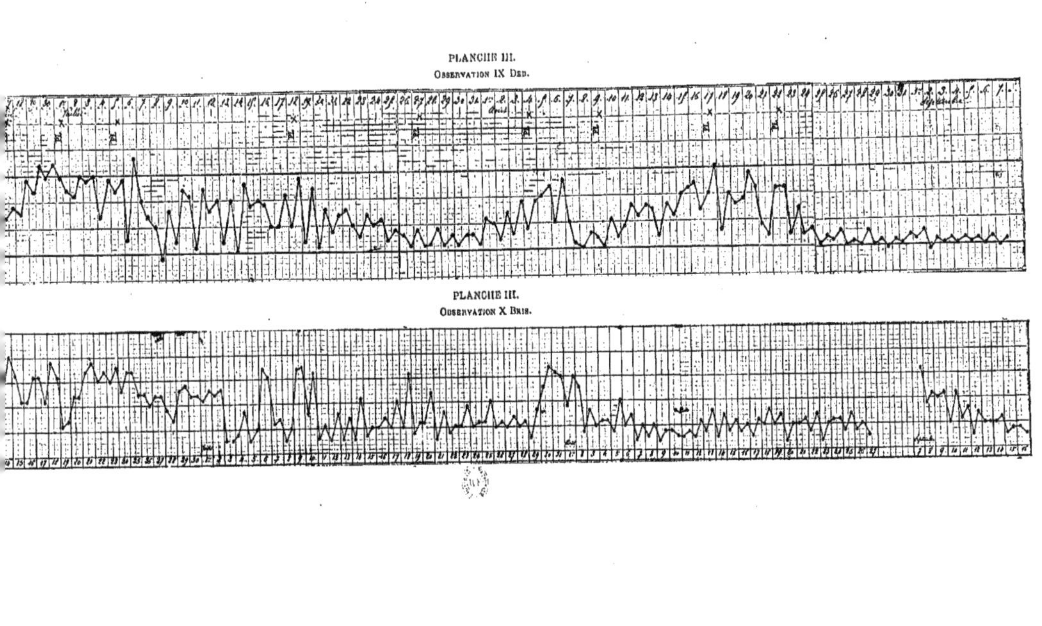

PLANCHE III.
Observation IX Ded.

PLANCHE III.
Observation X Bris.

absolue, pousse de temps en temps un cri prolongé et gémit dès qu'on essaie de troubler son repos. — Tourné le dos à la lumière, il a de la photophobie et sa face, contracturée, exprime une grande douleur. — Il a des vomissements verdâtres ; ses sphincters sont relâchés. Les réflexes sont abolis. — Du côté de l'appareil oculaire, il existe de la mydriase, mais pas de strabisme.

Température : 38°, 4. — Pouls : 80.

On prescrit du calomel.

13 *Juin*. — On pratique une 1re ponction lombaire et on retire un liquide louche renfermant d'abondants flocons fibrineux qui se déposent au bout de quelque temps au fond du tube.

On prescrit du bromure et de l'antipyrine.

14 *Juin*. — On constate une amélioration notable : la température baisse un peu ; le malade peut parler, mais son attitude, sa raideur de la nuque et ses gémissements persistent.

On prescrit des bains tièdes et le soir on pratique une 2e ponction lombaire de 25 cc. Le liquide, trouble à l'émission, se clarifie peu à peu en déposant de nombreux flocons fibrineux, mais il reste coloré en jaune.

La ponction est, cette fois, immédiatement suivie de céphalée. On continue les bains tièdes.

15 *Juin*. — On constate l'apparition de frottements péricardiques, bruit de cuir neuf. — Le pouls est à 95.

On prescrit 7 ventouses scarifiées.

16 *Juin*. — Nouvelle amélioration ; l'attitude en chien de fusil persiste, pourtant le malade peut se coucher sur le dos quand on l'examine.

Les frottements péricardiques persistent ; on constate de plus un souffle localisé à la base. A la palpation on peut arriver à percevoir les frottements et on sent les battements de la pointe à un travers de doigt au dessus du mamelon.

De plus, le malade expectore des crachats purulents, verdâtres et on note quelques frottements avec quelques râles fins.

Les urines sont très légèrement albumineuses.

17 *Juin*. — Le malade souffre moins et pousse moins de gémissements.

Une 3e ponction lombaire faite à 9 heures du matin donne

2 cc. de liquide plus clair qu'au cours des ponctions précédentes.

18 *Juin*. — Les frottements péricardiques ont complètement disparu ; il n'en reste plus que quelques uns, en dehors de la région cardiaque : ils n'apparaissent que quand le malade respire.

19 *Juin*. — Le malade a passé une bonne nuit, il a dormi et ne souffre plus.

La raideur de la nuque a beaucoup diminué ; il peut remuer la tête ; la céphalée a presque complètement disparu ; il n'y a plus de photophobie. Mais on constate encore le signe de Kernig, de la contracture réflexe de la pupille ; la raie méningitique. Le ventre est légèrement excavé ; le réflexe crémastérien est conservé ; le réflexe plantaire est en flexion ; on note le réflexe du fascia-lata ; mais il y a une abolition presqu'absolue du réflexe rotulien.

20 *Juin*. — Le malade a souffert de la tête pendant la nuit, mais au réveil, il se trouve mieux.

On note encore quelques râles en arrière ; en avant les frottements râles ont presque complètement disparu.

La raideur de la nuque persiste, quoique moins marquée.

Il y a encore du signe de Kernig ; pas de troubles oculaires ;

Le soir la céphalée augmente.

21 *Juin*. — La céphalée persiste. On fait une 4ème ponction lombaire et on retire 4 à 5 cc. d'un liquide clair qui laisse déposer de la fibrine par le repos. — A la suite de cette intervention, la céphalée cesse. — Il y a un peu de ptosis de l'œil gauche et toujours la raie méningitique.

24 *Juin*. — La céphalée persiste. Toujours absence de réflexes rotuliens.

25 *Juin*. — Trois vomissements.

26 *Juin*. — Céphalée nocturne. — Disparition du ptosis.

28 *Juin*. — Amélioration.

4 *Juillet*. — Réflexe du fascia-lata très faible. — Toujours pas de réflexe rotulien. — Légère douleur le long des nerfs dans le creux poplité ; sensibilité conservée. — Signe de Kernig.

Période des vacances : L'observation n'a plus été écrite.

Le malade sort guéri le 7 *août*.

Mais il reparaît le 7 *septembre* avec une température de 39°. 2, de la céphalée et de la raideur.

Il sort définitivement guéri le 16 *septembre*. —

1° Examen du liquide retiré par la ponction do 13 juin. — Nombreux globules blancs dont quelques uns contiennent le diplocoque de Weichselbaum. —

2° Examen du liquide retiré par la ponction du 15 juin. — On trouve des polynucléaires. —

Observation XI

(Widal et Lemierre) *Soc. méd. hop.*, 26 déc. 1902.

En 1898, le malade était entré dans le service de M. Chauffard, pour des phénomènes comateux, alternant avec des douleurs survenant par crises et siégeant surtout le long du rachis. On notait également des contractures et de la raideur de la nuque.

La ponction lombaire pratiquée par M. Ravaut, ramena un pus peu épais.

Le malade s'améliora peu à peu et, pendant la convalescence on nota des eschares au niveau des deux talons. Il sortit guéri après plusieurs semaines.

Après sa sortie de l'hôpital, le malade a pu reprendre sa profession pénible de marchand ambulant. Il souffrait cependant de temps en temps de douleurs lombaires et de douleurs dans les jambes, surtout la nuit. Les douleurs avaient parfois assez d'intensité pour l'obliger à rentrer à l'hôpital ; c'est ainsi qu'il est revenu quatre fois dans le service de M. Chauffard de 1898 à 1902.

Au mois de novembre 1902, il est repris, dans les reins et dans la jambe gauche, de douleurs vives qui le forcent à entrer, au commencement de décembre, dans notre service. A l'examen, on constate au niveau du membre inférieur gauche les points douloureux de la sciatique : points apophysaires, fémur, trochantérien, poplité et péroné. Le signe de Lasègue est très net. La pression réveille également de la douleur au niveau de la région lombaire. Le membre inférieur droit est intact. On ne note ni signe de Kernig, ni raideur de la nuque, ni céphalée.

L'état général est excellent. L'appétit est bon ; la température est normale.

Il s'agit en somme d'une sciatique d'intensité moyenne qui, du reste, s'amende rapidement sous l'influence du repos et du massage.

En présence de ces phénomènes nerveux renouvelés à plusieurs reprises depuis la guérison de la méningite, l'examen du liquide céphalo-rachidien s'imposait chez ce malade. La ponction lombaire donna issue à un liquide d'une limpidité parfaite. — Trois centimètres cubes furent centrifugés en un tube effilé et, dans le dépôt, après décantation parfaite, étalé sur trois lames on put déceler une lymphocytose discrète, mais nette. On observait par champ de microscope, trois et parfois même quatre lymphocytes. Ce n'était pas là la lymphocytose qui peut aider au diagnostic du tabès ou de la paralysie générale, mais c'était une lymphocytose qui malgré sa discrétion, présentait un grand intérêt au point de vue de la pathogénie. Elle indiquait que la méningite guérie avait laissé une irritation légère à la surface du sac arachno-pie-mérien. La persistance de cette irritation méningée est intéressante à rapprocher des troubles nerveux dont notre malade souffre pour ainsi dire périodiquement depuis la guérison de sa méningite suppurée.

Observation XII

(Dr Curtillet *Arch. gén. méd.*, 1902, n° 1).

Desc... Hippolyte, 3 ans 1/2, né à Alger, demeurant rue de Constantine, 15, à Alger, est entré à l'hôpital de Mustapha, salle Guersant, le 9 février 1901, y est décédé le 4 juin. A perdu son père il y a 8 mois, de tuberculose pulmonaire. A un frère et une sœur en bonne santé ; s'est toujours bien porté.

L'enfant s'était enrhumé, il toussait un peu et n'était pas aussi gai que d'habitude depuis le 3 février.

5 *Février*. — Il va en classe, mais il pleure et se couche sur un banc en se plaignant, et quand sa mère va le chercher, elle remarque qu'il a les pommettes très rouges et qu'il a de la fièvre. Il pleure et se plaint toute la nuit, poussant des cris de douleur.

6 *Février*. — Il ne parle pas; sa langue est couverte d'un épais enduit blanchâtre. Quelques secousses dans les membres. Raideur de la nuque. Il porte fréquemment les mains au ventre et à la tête en poussant des cris. Vomissements bilieux. Constipation.

7 *Février*. — Il est couché en chien de fusil. Quand on veut l'asseoir pour l'ausculter, il grimace et a quelques mouvements convulsifs. Raideur très prononcée de la nuque. L'enfant est plongé dans la torpeur, il ne répond pas aux questions. Strabisme, l'œil gauche est dévié en dehors. T. V. = 39°,8.

8 *Février*. — L'enfant se plaint et pousse des cris ; il a du myosis, décubitus dorsal avec les jambes en flexion sur les cuisses. Soubresauts tendineux.

9 *Février*. — Le matin, il semble avoir un peu de connaissance mais l'après-midi, à son entrée à l'hôpital, il est plongé dans le coma. Respiration inégale, œil terne, vitreux, pupilles dilatées, inégales, signe de Kernig, on fait immédiatement une ponction lombaire qui donne 60 cc. de liquide purulent. Par le repos, on obtient un abondant dépôt purulent.

10 *Février*. — Le malade est sensiblement amélioré, il a sa connaissance et ne délire pas. Alternatives de congestion et de pâleur de la face. — On prescrit un grand lavement et deux bains tièdes par jour. Dans la soirée, il se plaint et pousse quelques cris ; on procède à une nouvelle ponction lombaire : 35 cc. de liquide trouble contenant en suspension de fins flocons qui forment, par le repos, un dépôt purulent moins abondant que le premier.

11 *Février*. — Mieux sensible, l'enfant prend facilement à boire. La raideur de la nuque et le signe de Kernig persistent toujours mais moins prononcés. Il répond par des sons inarticulés, semblant avoir perdu l'usage de la parole. Il semble très éveillé.

12 *Février*. — Somnolence et abattement. Raideur de la nuque et Kernig toujours moins marqués. Pourtant la flexion du tronc en avant est douloureuse. On retire par ponction lombaire 25 cc. d'un liquide louche se clarifiant par le dépôt et donnant un fin culot pulvérulent.

13 *Février*. — Il s'est plaint toute la nuit. Pupilles dilatées réagissent lentement à la lumière ; la droite est plus grande. Constipation. Injection de 1 cc. d'essence de térébenthine.

14 *Février*. — Pommettes très rouges, visage congestionné surtout à gauche. L'enfant ne se plaint pas, il a l'air très éveillé, mais ne répond pas aux questions. Les pupilles dilatées réagissent bien. Raie méningitique très nette. Le signe de Kernig est plus apparent, mais la nuque est encore rigide et l'enfant geint quand on l'assied ; pourtant, dans la position assise, on peut remuer la tête sans provoquer de douleurs. Le poignet et la main gauche plus gros qu'à droite, semblent le siège d'un léger œdème. Nouvelle injection de 1 cc. d'essence de thérébenthine.

15 *Février*. — L'enfant est très calme. Pouls = 124.

17 *Février*. — Pâleur du visage. Pupilles dilatées réagissant bien. Pas de signe de Kernig. Raideur de la nuque a disparu. Pouls = 104 ; une selle normale.

18 *Février*. — Ne se plaint que lorsqu'on le remue. Hyperesthésie cutanée. T. M. = 39°,1 ; P. = 116. Nouvelle ponction lombaire : 20 cc. d'un liquide légèrement citrin, contenant en suspension quelques rares petits flocons. T. V. = 39°.9.

19 *Février*. — Il se plaint, pleure. Les pupilles dilatées réagissent mal. Pouls = 250.

20-21 *Février*. — L'enfant est plus éveillé, moins maussade ; grandes oscillations thermiques.

22 *Février*. — Raideur un peu revenue. Légère inégalité pupillaire. Soubresauts des tendons.

23 *Février*. — Abcès étendu de la paroi abdominale, dû à l'essence de térébenthine.

24 *Février*. — Pâleur et dilatation pupillaire. Un peu de raideur de la nuque et de torticolis, le sterno-mastoïdien étant plus contracté.

2 *Mars*. — Le teint est rose ; l'enfant a faim, selles normales,

éruption de sudamina sur le tronc et les membres inférieurs, quelques plaques érythémateuses à droite sur la face et sur le tronc.

4 *Mars*. — Les taches ont disparu. Pupilles toujours dilatées, alternatives très frappantes de pâleur et de congestion de la face Pourtant état meilleur.

24 *Mars*. — Vomissements toute la journée, incoercibles. L'enfant très pâle, très affaibli, ne se nourrit pas.

26 *Mars*. — Etat adynamique très prononcé, alternatives de pâleur et de rougeur. Langue très saburrale. La raideur de la nuque et le Kernig ont reparu, pourtant la température reste normale. On reprend les bains chauds.

1er *Avril*. — Les vomissements sont toujours fréquents; L'enfant se plaint toute la nuit, la raideur de la nuque et le signe de Kernig sont des plus nets. Pouls = 160 ; T. M. = 38°,7 ; T. V. = 38°,5.

4 *Avril*. — Vomissements moins fréquents. Enfant plus éveillé, a beaucoup mangé. Léger strabisme interne de l'œil gauche. Inégalité pupillaire, la pupille gauche étant plus dilatée. Pouls = irrégulier, à 76. Langue déviée à droite.

6 *Avril*. — Les vomissements persistant, on essaie de nourrir l'enfant au moyen d'une sonde molle introduite par les narines. Du lait et du bouillon sont ainsi introduits sans être rejetés.

9 *Avril*. — On commence l'alimentation par la bouche, qui est bien supportée ; quelques vomissements les jours suivants.

13 *Avril*. — L'affaiblissement général est tel qu'on supprime les bains. Le malade est couché en chien de fusil; les pupilles sont dilatées, égales. Respiration irrégulière. Les troubles dans la circulation périphérique sont toujours très nets du côté de la face. Raideur de la nuque plus marquée. Léger opisthotonos; eschares au niveau de la nuque, du sacrum et des trochanters. Toux fréquente.

17 *Avril*. — Etat stationnaire. Ponction lombaire qui donne issue à 35 cc. d'un liquide légèrement louche, contenant en suspension quelques petits flocons.

22 *Avril*. — Pupilles très dilatées, réagissant mal. L'enfant ne se plaint pas, n'a pas de délire, il est couché en chien de fusil et semble tout à fait indifférent à ce qui se passe autour de lui,

le regard fixe et terne. Il y a un peu de contracture dans les membres supérieurs, les poignets sont fléchis. Le pli naso-génien et la commissure latérale gauches sont abaissés. Le malade, plongé dans la torpeur, mâchonne constamment.

Désormais, le malade semble réduit à la vie végétative, il présente une espèce de boulimie, avalant tout ce qu'on lui présente, mâchant la gaze qui le préserve des mouches. Cet état se prolonge encore plus d'un mois et, bien qu'il s'alimente, que ses eschares aient une tendance à se combler, il meurt le 4 juin dans un état de cachexie extrême, avec des contractures généralisées.

L'autopsie n'a pu être faite.

1° Examen du liquide céphalo-rachidien retiré par la ponction du 9 février (5e jour de la maladie) :

Polynucléaires	93
Mononucléaires	4
Lymphocytes	3

L'ensemencement de ce liquide, dans les différents milieux, nous donne des cultures pures du diplocoque de Weichselbaum.

2° Examen du liquide retiré par la ponction du 9 février (6e jour de la maladie) :

Polynucléaires	75
Mononucléaires	20
Lymphocytes	5

3° Examen du liquide retiré par la ponction du 10 février (7e jour de la maladie) :

Polynucléaires	84
Mononucléaires	12
Lymphocytes	4

Diplocoques nombreux ne prenant pas le Gram, intra et extra-cellulaires.

On inocule 10 cc. de liquide sous la peau d'un cobaye, 1 cc. sous la peau et de la plèvre d'une souris neuve, sans résultat et dans le but de déterminer s'il n'y a pas une association possible du diplocoque de Weichselbaum avec le bacille de Koch, étant donnés les antécédents du petit malade. Le cobaye qui pesai 480 gr. le 18 février, pèse 570 gr. un mois après, et 627 gr. le 2 avril.

Observation XIII.

(Dr Achard et H. Grenet) *Soc. méd. Hôp.* 7 nov. 1902.

F... Joseph, âgé de 38 ans, terrassier, entre le 9 mai 1902 salle Bichat, n° 5 à l'hôpital Tenon. Il se plaint de violents maux de tête et de rachialgie. Ses antécédents sont peu chargés. Il a toujours joui d'une excellente santé. Il ignore de quelle maladie sont morts son père et sa mère, il a deux sœurs bien portantes, et a perdu un frère de fièvres paludéennes.

4 *Mai.* — Le malade a ressenti, le soir, des frissons violents et prolongés, et de la fièvre.

5 *Mai.* — Il éprouva des douleurs dans les membres inférieurs et des maux de tête qui devinrent vite très intenses, surtout au niveau de l'occipital ; il souffrit également de douleurs dans la nuque et dans la région antéro-latérale du cou ; il dut s'aliter à partir de ce jour.

6 *Mai.* — Apparaissent des douleurs rachialgiques vives, surtout à la région lombaire ; la céphalalgie est continue, intense, avec redoublements paroxystiques ; le malade a quelques nausées et un seul vomissement ; il est constipé et présente à ce moment, paraît-il, de la raideur de la nuque : la fièvre persiste accompagnée de frissons et de sueurs.

9 *Mai.* — Le malade voyant son état persister et ressentant dans les jambes des douleurs violentes, se décide à entrer à l'hôpital. On constate à ce moment une raideur très marquée de la nuque ; les mouvements de flexion de la tête sont absolument impossibles ; on peut provoquer quelques mouvements très limités de rotation : il n'y a pas de signe de Kernig ; il n'y a pas de troubles moteurs, le malade se tient debout, peut marcher un peu ; la motilité volontaire est absolument conservée, les réflexes rotuliens, plantaires et pharyngien paraissent abolis : les pupilles réagissent bien à la lumière et à l'accom-

modation, la sensibilité est conservée et l'on note une légère hyperesthésie cutanée ; la pression sur les masses musculaires du mollet est douloureuse. Le cœur et les poumons paraissent sains. Le malade est constipé, ne vomit pas. On constate un léger nuage d'albumine dans les urines. La température atteint 40 degrés ; le pouls, régulier, bat à 100 ; la respiration est régulière.

10 *Mai*. — Persistance des mêmes symptômes ; raideur de la nuque ; pas de signe de Kernig ; pas de vomissements ; constipation opiniâtre, le malade n'allant à la selle qu'avec des lavements. Température ; 39°5 le matin : 39° le soir. Pouls régulier à 64. On tente de faire une ponction lombaire, qui ne ramène que du sang.

11 *Mai*. — Le malade se plaint d'une céphalalgie très violente ; on note le signe de Kernig très léger à gauche. Température 37°5 le matin, 39° le soir, pouls à 64. Les urines toujours légèrement albumineuses, ne présentent pas la diazoréaction d'Ehrlich. On retire par ponction lombaire 10 centimètre cubes de liquide franchement purulent et fibrineux.

12 *Mai*. — Les mêmes symptômes persistent, le signe de Kernig est net, le malade tousse un peu et l'on note quelques râles sous-crépitants à la partie moyenne du poumon gauche ; expectoration un peu sanguinolente.

13 *Mai*. — Nouvelle ponction lombaire qui donne 30 centimètres cubes de liquide purulent.

14 *Mai*. — La raideur de la nuque persiste, mais moins marquée, le signe de Kernig est peu net, le malade se plaint toujours de céphalalgie et de douleurs lombaires. On constate, en outre, une légère parésie du membre supérieur et du membre inférieur gauche ; au membre supérieur, c'est à la main et aux doigts que les troubles sont surtout évidents, la parésie portant sur les extenseurs; le malade peut fermer le poing, mais il lui est impossible de serrer un objet avec force dans sa main; l'extension complète des doigts ne se fait pas, les phalanges restent à demi fléchies ; de même, la main droite reste à demi fléchie sur le poignet. Au membre inférieur, les troubles sont moins marqués ; on note seulement que le malade ne peut soulever facilement la jambe gauche, mais il peut encore détacher le

talon du plan du lit. De plus, il existe du côté gauche un léger strabisme interne. Il n'y a pas d'inégalité pupillaire, mais le malade ne voit pas distinctement les objets avec l'œil gauche.

16 *Mai.* — Le malade se plaint de céphalalgie et de douleurs lombaires très violentes. La raideur de la nuque est à peine appréciable, le signe de Kernig n'existe plus. L'hémiparésie gauche s'est un peu accentuée : aux membres, les symptômes sont devenus un peu plus manifestes ; mais surtout on note un peu de paralysie faciale du côté gauche, la parésie faciale est assez peu apparente au repos ; mais il est facile de la mettre en évidence en ordonnant au malade de gonfler les joues, de serrer les dents, etc., etc. ; l'effacement du sillon naso-labial est alors fort net ; il n'y a pas de déviation bien marquée de la langue, pas de paralysie de l'orbiculaire des paupières.

Les réflexes rotuliens sont normaux des deux côtés ; légère diminution de la sensibilité cutanée à gauche. Les signes pulmonaires persistent, expectoration mousseuse assez abondante. On note une poussée de vésicules d'herpès sur les lèvres.

17 *Mai.* — La température, qui paraissait tendre à s'abaisser, s'élève de nouveau 39°2 le matin. On fait une ponction lombaire de 40 cc. environ de liquide (un peu moins trouble que lors des ponctions précédentes). Les symptômes restent stationnaires jusqu'au 21 mai ; la céphalalgie et les douleurs lombaires diminuent peu à peu. Il n'y a plus trace de raideur de la nuque ni de signe de Kernig. L'hémiparésie gauche persiste. On ne trouve plus rien à l'examen des poumons.

22 *Mai.* — La température tombe à 37° ; le 24, on permet au malade de se lever quelques minutes, mais le soir la température remonte à 39°5 ; le lendemain il n'y a plus de fièvre ; le malade ne souffre pas, le pouls, régulier, bat à 72. Le malade continue à se lever tous les jours ; mais le 28 mai, il ressent des frissons, la céphalalgie reparaît, la fièvre monte à 40°4.

29 *Mai.* — On retire par ponction lombaire 40 cc. de liquide trouble.

30 *Mai.* — La température retombe brusquement ; elle est à 36°2, le 31 mai ; et depuis ce moment, elle ne subit plus que des exacerbations très passagères et peu élevées. L'état général du malade va d'ailleurs en s'améliorant de plus en plus ; il ne se plaint plus de maux de tête ni de douleurs lombaires ; la parésie

a beaucoup diminué ; il n'y a plus de strabisme, la face paraît tout-à-fait indemne ; il persiste une faiblesse très légère du membre inférieur, et surtout du membre supérieur, la sensibilité est normale des deux côtés, il y a une très légère exagération du réflexe rotulien du côté gauche.

15 *Juin*. — Le malade se sent tout à fait bien ; on retire par ponction 40 cc. de liquide céphalo-rachidien absolument limpide, on fait une dernière ponction, donnant un liquide clair, le 24 juin. Le malade quitte l'hôpital le 29 juin 1902, conservant de l'affaiblissement du membre supérieur gauche ; les mouvements des bras et de l'avant-bras sont normaux ; ce sont surtout les mouvements de flexion et d'extention des doigts et de la main qui sont peu énergiques.

18 *Juillet*. — On revoit le malade. Aucune déviation de la face ; pas de troubles moteurs appréciables au niveau du membre inférieur, la pression de la main est beaucoup plus énergique à gauche qu'à droite : pression au dynamomètre : 50 à gauche, 90 à droite. Pas de troubles sensitifs, légère exagération du réflexe rotulien du côté gauche.

8 *Septembre*. — On note l'exagération du réflexe cubital et du réflexe rotulien du côté gauche. Diminution de la force musculaire à gauche : pression de la main au dynamomètre, 90 à droite, 45 à gauche. Le malade n'a plus jamais présenté de douleurs céphalalgiques ou lombaires ; l'état général est parfait.

Examen du liquide céphalo-rachidien.

11 *Mai*. — 10 cc. de liquide trouble, très riche en fibrine.

Examen cytologique : on ne trouve que des polynucléaires.

13 *Mai*. — 30 cc. de liquide purulent, un peu moins fibrineux.

Examen cytologique : Lymphocytes nombreux (81 p. 100) ;
Polynucléaires moins abondants (19 p. 100) ;
Quelques cellules endothéliales.

17 *Mai*. — 40 cc. de liquide trouble.

Examen cytologique : Polynucléaires : 92, 7 p. 100.
Lymphocytes : 7, 3 p. 100.

15 *Juin*. — 40 cc. de liquide absolument clair.

Examen cytologique : Polynucléaires complètement disparus. Lymphocytose discrète.

Examen bactériologique :

11 *Mai*. — Examen direct : pas de microbes.

Ensemencement sur bouillon et sur gélose : au bout de 2 jours, apparition sur gélose de petites colonies ponctiformes et transparentes.

A l'examen microscopique, chaînettes facilement divisibles en diplocoques prenant le Gram.

11 *Mai*. — Inoculation de la culture à la cuisse de la souris : après abattement et dyspnée pendant 3 jours, rétablissement.

13 *Mai* — Examen direct : pas de microbes.

Ensemencement sur gélose : colonies arrondies et claires ; examen microscopique : diplocoques prenant mal le Gram. Inoculation de la culture : reste stérile.

17 *Mai*. — Pas de microbes ni à l'examen direct, ni à la culture.

Observation XIV

(Dr Chauffard) *Soc. méd. Hop.* 22 Mars 1901

Jeune homme de 17 ans entré le 29 octobre 1900 à Cochin. — Il est malade depuis deux jours : on diagnostique d'emblée une méningite cérébro-spinale. Mais, d'après la mère deux fois déjà les mêmes symptômes se sont montrés : en 1896, maladie de 3 semaines avec violentes douleurs de tête et des membres, fièvre et prostration.

En 1900 (février), seconde crise aiguë du même genre. Les deux fois le diagnostic de méningite a été porté par le médecin traitant.

27 *Octobre* 1901. — Brusquement, sans prodromes, douleurs violentes sous-occipitales avec raideur de la nuque ; puis dans

la soirée, céphalée intense, et rachialgie lombaire. Pendant la nuit vomissements alimentaires et bilieux.

28 *Octobre.* — Les douleurs et les vomissements persistent.

29 *Octobre.* — Le malade entre à l'hôpital Cochin et présente : une température de 39° 2 ; un pouls petit irrégulier, à 60. Le faciès est douloureux et angoissé ; la céphalée intense avec un peu de photophobie ; douleurs à la pression de toutes les masses musculaires des membres ; le ventre est retracté, la raie méningitique existe.

Dans la position assise, il y a de la raideur de la nuque en extension. Le signe de Kernig est très net : le réflexe patellaire est affaibli à droite seulement. La langue est saburrale ; il existe en outre une éruption confluente d'herpès labial. Les urines ne contiennent pas d'albumine. Le cœur et les poumons sont sains. Pendant la nuit, crises douloureuses répétées et insomnie complète avec subdélire.

30 *Octobre.* — La situation est encore aggravée ; les douleurs dans les membres inférieurs arrivent avec paroxysmes et sont assez cruelles pour arracher des cris au malade ; les reflexes rotuliens sont abolis ; il existe un léger degré de strabisme interne de l'œil droit.

Le pouls est variable avec des oscillations énormes et soudaines, en rapport avec les crises douloureuses ; de 50, il s'élève brusquement à 100 et 120 quand la crise reparait. On prescrit 3 bains chauds par jour, des prises de phénacétine de 0.25 et 0.50 de Calomel.

31 *Octobre.* — La température monte à 40° avec le même ensemble de symptômes.

1er et 2 *Novembre.* — Accalmie légère ; la fièvre oscille entre 38 et 39 ; les crises douloureuses sont plus espacées et moins fortes, le pouls présente toujours la même variabilité.

2 *Novembre.* — 6e jour depuis le début; le malade accepte enfin la ponction lombaire qui permet de retirer facilement 3 cc. d'un liquide purulent, épais, jaune-verdâtre. L'examen cytologique montre un pus formé de polynucléaires auxquels s'associent quelques plus rares mononucléaires. Pas de microbes constatables ni sur lamelles, ni sur cultures en milieux variés. L'inoculation à la souris blanche reste négative.

3 au 7 *Novembre.* — La maladie semble s'atténuer, mais procède toujours par alternatives de rémissions et de rechutes ; le signe de Kernig est moins prononcé ; le reflexe patellaire reparait du côté gauche ; mais le pouls reste à 60 et le malade continue à se plaindre de rachialgie et de douleurs crurales. Le taux de l'urée, de 8 gr. au début, passe à 18 gr. le 1er Novembre, à 40 le 3, à 55 gr. le 5 sans que cette azoturie fasse monter la quantité des urines à plus de 2 litres.

7 au 10 *Novembre.* — Recrudescence de la céphalée, très cruelle, paroxystique, avec grande raideur de la nuque : plaintes et gémissements douloureux continuels. Depuis le 5 novembre, au traitement institué avaient été ajoutées des injections de sérum à la dose quotidienne de 500 grammes.

10 *Novembre.* — Malgré la persistance de la fièvre et des douleurs, le malade est emmené par sa famille.

20 *Novembre.* — Un externe va prendre de ses nouvelles : Le transport à son domicile avait été suivi d'une nuit très mauvaise et très douloureuse, mais les jours suivants l'acalmie définitive se produisit ; le malade entra en convalescence, retourna le 15 décembre à son travail chez un menuisier, son patron, où il est revu le 27 décembre.

26 *Févvier.* — Il est revu en parfaite intégrité cérébro-spinale ; aspect de pleine santé, embompoint normal, faciès et état général excellents. Aucune sensation anormale subjective à signaler, ni céphalée, ni douleurs dans les membres. Il travaille dix heures par jour sans fatigue. Les pupilles sont égales et assez larges ; elles réagissent à la lumière et à l'accommodation mais faiblement.

La vision est parfaite, etc. Il n'existe plus de signe de Kernig.

Observation XV.

(Dr A. Cochez, *Arch. gén. de méd.* 1902 n° 1).

Fell... Amélie, âgée de 30 ans, demeurant rue de la Marine à

Alger, est entrée à l'hôpital de Mustapha le 17 avril 1901, en est sortie améliorée le 16 juin. A sevré son enfant il y a six mois.

15 *Avril*, au soir. — Au moment du dîner Fell... ressent un violent mal de tête. Elle s'alite à partir de cet instant et la céphalalgie ne fait qu'augmenter. Pas de vomissements, constipation.

17 *Avril*. — A son entrée à l'hôpital, on relève l'état suivant, langue saburrale, herpès labial s'étendant sur les joues au delà des commissures. Raideur de la nuque. Signe de Kernig très marqué. Pas d'inégalité pupillaire. T. — 39°1, P. — 96. L'auscultation du cœur permet de reconnaître l'existence d'un rétrécissement mitral qui n'a jamais donné lieu à aucun symptôme. L'absence de tout antécédent morbide, de maladies infectieuses et en particulier de rhumatisme articulaire aigu, indique qu'il s'agit de « la maladie de Durozier ». Traitement : purgatif et bains chauds.

19 *Avril*. — Ponction lombaire qui donne issue à 25 cc. d'un liquide un peu trouble ; le dépôt contient quelques diplocoques typiques ne prenant pas le Gram. Les ensemencements donnent des cultures peu abondantes de diplocoques de Weichselbaum. On note la présence presque exclusive des leucocytes polynucléaires.

20 *Avril*. — Le signe de Kernig et la raideur de la nuque sont plus marqués. La malade a toute sa lucidité; elle se plaint tout simplement de sa douleur à la tête et à la nuque.

21 *Avril*. — Le séro-diagnostic pratiqué reste négatif.

22 *Avril*. — Un peu de délire pendant la nuit.

23 au 25 *Avril*. — Céphalalgie a disparu. Etat général satisfaisant. La fièvre est tombée. La malade semble entrer en convalescence, mais la raideur de la nuque et le signe de Kernig persistent.

26 *Avril*. — La température remonte. Vomissements, constipation, engorgement des seins qui pourrait bien être la cause de la fièvre. Mais, à partir de ce moment jusqu'au 1er mai, bien que cet engorgement ait disparu on note de grandes oscillations thermiques, tous les soirs à peu près à la même heure et ressemblant aux accès paludéens. La malade n'a pas de frissons, de sueurs et ne sent pas venir la fièvre, pourtant, pendant l'accès

PLANCHE IV.

COURBE THERMIQUE

OBSERVATION XV.

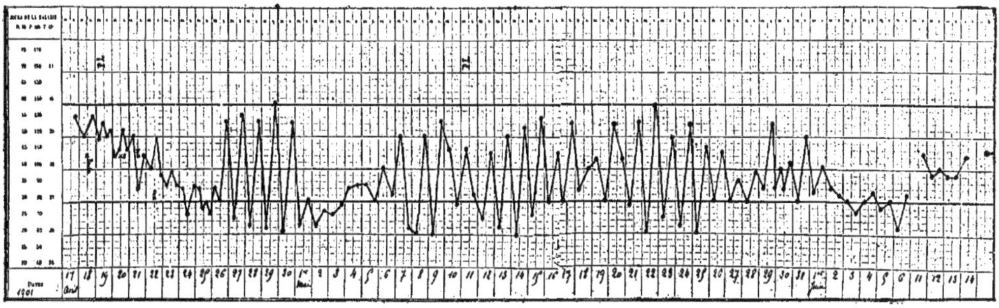

la céphalalgie reparaît. L'état général reste satisfaisant et la malade se plaint et reste au lit.

1er au 6 *Mai*. — Nouvelle période d'apyrexie pendant laquelle Fell. . se croit guérie.

7 *Mai*. — La température s'élève à nouveau et oscille entre 36° et 39°4. L'élévation thermique se produit brusquement, mais à des heures moins régulières que la première fois. Elle est, en général précédée de frissons et accompagnée de vomissements, pas de céphalalgie jusqu'au 20 mai.

On administre la quinine plusieurs jours de suite sans influencer les accès. Pas de sueurs à la fin.

11 *Mai*. — Ponction lombaire qui ramène 20 cc. d'un liquide à peine louche, contenant de très nombreux diplocoques.

20 *Mai*. — La malade est reprise de céphalalgie et de vomissements jusqu'au 24.

27 *Mai*. — L'état général s'améliore et les oscillations thermiques, au lieu de se produire journellement, se montrent de temps en temps et s'élèvent moins haut. La malade, découragée de la longue durée de sa maladie, sort de l'hôpital. Elle est reprise, chez elle, d'accès fébriles irréguliers identiques aux précédents. Cependant la guérison, pour être lente à venir, n'en est pas moins parfaite.

ÉTIOLOGIE

Les causes de la forme spéciale qui nous occupe se confondent la plupart du temps avec celles de la méningite cérébro-spinale en général.

La *race* et le *sexe* ne semblent pas avoir quelque influence sur son développement. Il n'en est pas tout à fait de même de l'*âge*, car, si aucun n'en est à l'abri, ce sont surtout les jeunes gens et les enfants que frappe la maladie et elle s'observe rarement au-delà de 40 ans.

On a beaucoup répété que l'affection se développait de préférence l'hiver, pour s'abstenir ou cesser pendant la saison chaude, c'est du moins ce qui ressortait de quelques statistiques ; il semble pourtant que le rôle du froid ne soit pas prépondérant, car on a vu des épidémies survenir pendant des hivers très doux ; il ne faut pas non plus ajouter grande foi aux conclusions tirées de l'humidité, des vents, des variations de température, etc.

Du côté des causes *prédisposantes pathologiques*, on voit

ici, comme dans la plupart des affections aiguës, intervenir l'influence de la fatigue, du surmenage intellectuel et physique, des préoccupations; les privations de toutes sortes, l'encombrement, l'hygiène défectueuse, le changement de vie, la nostalgie (Jourdan), expliquent en partie, d'une part la fréquence, d'autre part la gravité plus grande de la maladie parmi les jeunes soldats.

On peut retrouver dans les antécédents des malades les diverses diathèses et intoxications, parmi lesquelles l'alcoolisme doit être mis, là encore, en première ligne, à titre de cause prédisposante et adjuvante; quelquefois aussi l'histoire d'une infection aiguë ou chronique, d'une lésion encéphalique ou d'accidents nerveux antérieurs; mais ce qui doit être pris en considération, c'est l'hérédité névropathique.

Enfin, à titre de *causes occasionnelles* interviennent les notions d'*épidémicité* et de *contagion*. La méningite cérébro-spinale est, d'une façon aujourd'hui indiscutable, endémique dans certaines régions. On a en effet remarqué que, très souvent, elle se réveille dans des endroits préalablement atteints, et on a vu les germes pathogènes retrouver dans certaines villes, dans certaines garnisons, leur virulence à intervalles plus ou moins éloignés, sous l'influence de conditions propices à leur développement : les villes de Grenoble, de Versailles, de Bayonne où, depuis 1837, le foyer morbide ne s'est jamais éteint, témoignent en faveur de cette notion d'endémie.

Nous n'insisterons pas sur le mode de propagation de la maladie : lorsqu'elle éclate dans une localité, elle gagne de maison en maison, de manière à créer un premier foyer qui, lui-même, en contagionnera un second, etc., etc., et cette propagation se fera tant par contact d'individus malades avec individus sains (cas de Richter), que par l'intermédiaire d'objets, de linges, de vêtements, souillés par les sécrétions nasales ou buccales (cas de Kohlman, cité par Netter), et de poussières chargées de mucosités desséchées (Buchanan).

Mais la véritable cause de l'affection, favorisée il est vrai par toutes les causes prédisposantes et occasionnelles, la cause immédiate, déterminante, c'est l'*infection microbienne.*

La méningite cérébro-spinale est-elle produite par un seul germe, par un microbe spécifique, comme le veulent Heubner, Jäger, Osler, Councilmann, etc., ou bien, au contraire, d'autres microbes peuvent-ils en être aussi les agents, comme tendent, du reste de moins en moins, à le soutenir Netter, Stadelmann, Paminski, Huenermann, etc. ? Le différend dure depuis longtemps et la question n'est pas encore définitivement tranchée, car l'accord n'est pas fait sur les caractères des agents microbiens isolés.

Quoi qu'il en soit, le *méningocoque* découvert par Weichselbaum et bien étudié par Heubner « diplococcus intracellularis meningitidis » est un *diplocoque*, quelquefois groupé en tétrades, le plus souvent inclu dans les leucocytes polynucléaires, immobile, se colorant par les moyens habituels, se décolorant par le Gram, et, dans les milieux appropriés (sérum de lapin), présentant une capsule nette.

Cultivé à l'étuve, à 37°, il donne au bout de 48 heures, sur gélose, des colonies grisâtres, visqueuses, légèrement granuleuses, opaques au centre, à circonférence transparente, plus ou moins dentelée ; sur sang gélosé, des colonies plates, transparentes et brunâtres, à bords festonnés ; sur agar, de rares colonies analogues à des gouttes de rosée ; sur bouillon, à peine un léger trouble ; sur pomme de terre et sur gélatine, la culture reste pour ainsi dire stérile.

A côté de ce *type Weichselbaum* vrai, se place le *type Jäger-Heubner*, avec germes groupés en amas ou en chaînettes, se colorant par le Gram, à développement rapide, donnant à la température ordinaire d'épaisses colonies dans les différents milieux.

Pour Concetti, le germe peut affecter encore d'autres formes chez un même malade, suivant les variations du milieu dans lequel il pullule.

Sa virulence propre, dans le liquide céphalo-rachidien, est de courte durée, mais ses produits toxiques entretiennent l'infection après sa disparition. Au début, très actif et très virulent, il affecte le type Jäger-Heubner ; bientôt il se rapproche de plus en plus du type Weichselbaum, puis il disparaît.

Il n'est pas très virulent pour les animaux : qu'on se serve de pus ou d'une culture, il ne tue la souris et le cobaye que par injection intra-pleurale ou intra-péritonéale, au bout de trois jours, et encore pas toujours ; l'inoculation sous-cutanée reste sans effet.

A côté du méningocoque de Weichselbaum, nous devons dire un mot du *streptocoque encapsulé*, décrit par Bonome en 1889, sous le nom de *streptococcus meningitidis* : c'est un coccus ovoïde qui ressemble beaucoup au pneumocoque dont il ne semble être qu'une variété atténuée et dont il diffère par sa disposition en chaînettes, bien plutôt qu'en diplocoques ; il est encapsulé comme le pneumocoque, et, comme lui, reste coloré par le Gram. Il se cultive absolument comme le pneumocoque.

L'infection méningée peut être *directe* ou *indirecte* : dans le premier cas rentrent les traumatismes capables de créer une lésion osseuse suffisante pour livrer passage à l'infection.

Dans le second groupe se placent, d'une part, les affections lointaines, infection pyohémique ou puerpérale, septicémies d'origine bronchique, intestinale, biliaire, urinaire, qui, par voie sanguine, sont susceptibles de provoquer l'infection des méninges.

Dans ce groupe prennent place, d'autre part, et surtout pour la forme qui nous occupe, les affections de voisinage, affections de l'oreille, de l'orbite, et surtout des cavités nasales où peuvent prendre naissance les sinusites frontale, ethmoïdale, sphénoïdale, surtout si les organes lymphocytes chargés de la défense de la région sont le siège d'une inflammation chronique.

Là, c'est à l'aide de la circulation lymphatique et surtout des leucocytes que se propage l'infection.

Plusieurs observateurs ont constaté la présence du méningocoque de Weichselbaum, dans le mucus nasal, d'individus atteints de méningite cérébro-spinale, et nous ne ferons que citer les conclusions des recherches expérimentales de Busquet sur la transmission du méningocoque par les voies respiratoires (Mémoires de l'Acad. de Méd., 30 juillet 1901) :

a) « Le mucus nasal d'individus atteints de méningite

cérébro-spinale et renfermant le méningocoque peut, quand il est déposé sur la muqueuse nasale du cobaye et du lapin, envahir l'organisme et pénétrer dans le canal rachidien. »

b) « Le mucus nasal des animaux inoculés suivant la technique indiquée, renferme le méningocoque; il demeure virulent pour le cobaye et le lapin, et peut, après simple dépôt sur la muqueuse nasale d'animaux de même espèce, envahir l'organisme et pénétrer dans le canal céphalo-rachidien. »

c) « Le liquide céphalo-rachidien d'individus ayant succombé à la méningite cérébro-spinale épidémique et renfermant le méningocoque de Weichselbaum, est virulent pour le cobaye et le lapin. Par simple dépôt sur la muqueuse nasale des animaux de cette espèce, on peut obtenir l'envahissement de l'organisme par le méningocoque, et sa pénétration dans le canal céphalo-rachidien. »

Et, en terminant, l'auteur ajoute : « il est intéressant de noter que nous avons retrouvé le méningocoque dans le mucus nasal du soldat V..., 60 jours après l'apparition des accidents, et 40 jours environ après le début de la convalescence. Les animaux inoculés avec le mucus nasal ont été malades et le sont encore, mais survivent. On peut donc se demander s'il n'y a pas là l'indice d'une diminution de la virulence du méningocoque. »

Et, toujours d'après Busquet, les méningocoques mis en réserve dans la gorge ou les fosses nasales, se mobilisent de nouveau pour pénétrer jusque dans les méninges : nous voulons rapprocher de cette notion les cas de méningite cérébro-spinale dont la seule origine paraît être le *traumatisme*; les rapports du traumatisme et de l'infection sont maintenant connus, et celui-ci peut faire éclore une infection qui, sans lui, aurait peut-être longtemps encore sommeillé.

SYMPTOMES.

Forme normale.

Début. — Le début peut être *brusque*, caractérisé par une forte fièvre dont les oscillations peuvent atteindre 40° ou 41°, faciès rouge, respiration rapide, agitation ou prostration, en somme avec toutes les allures d'une affection des voies respiratoires ; ou bien encore, c'est une violente céphalalgie avec raideur de la nuque, courbatures douloureuses de la région lombaire, des membres inférieurs et troubles gastro-intestinaux qui ouvrent la scène.

Il peut, au contraire, être *insidieux et latent*, l'affection se manifestant seulement — quelquefois depuis des années — par des crises plus ou moins régulièrement espacées de céphalée et de vomissements et se décelant parfois brusquement à la suite d'un choc cérébral ou d'un traumatisme.

Mais, dans la majorité des cas, pour la forme qui nous occupe, le début est *lent* et s'annonce tantôt par des signes généraux avec troubles digestifs, perte d'appétit, crises de diarrhée et de constipation, douleurs abdominales, quelquefois fièvre à exacerbation vespérale ; tantôt par des signes nerveux, avec fatigue générale, crises de céphalée intense, troubles intellectuels, affaiblissement de l'intelligence, modifications dans le caractère, dans l'aptitude au travail, dans l'habitus extérieur, troubles du sommeil, rêves, cauchemars, insomnie; ou troubles sensoriels comme l'inégalité pupillaire ; tantôt par des signes localisés aux muqueuses buccale, nasale ou pharyngée ; quelquefois par tous les symptômes de la grippe.

Etat. — Quoi qu'il en soit, à la période d'état, le malade est couché sur le côté, le dos tourné à la lumière, les jambes fléchies sur les cuisses, les cuisses fléchies sur le bassin, en chien de fusil. Son visage, vultueux, quelquefois indifférent ou hostile, exprime le plus souvent l'angoisse et la douleur ; son ventre, quelquefois ballonné, peut aussi être rétracté en bateau.

Suivant les cas, il est plongé dans une torpeur qui va de l'état typhoïde simple au coma profond en passant par tous les stades de stupeur intermédiaires ; ou bien, au contraire, il a un délire tantôt doux, tranquille, tantôt agité pouvant aller jusqu'à l'inconscience, accompagné de gémissements plaintifs s'exagérant par crises douloureuses et brusquement entrecoupés, surtout la nuit, par le cri hydrencéphalique.

Parmi les *troubles de la motricité volontaire*, les *contractures* manquent exceptionnellement au tableau clinique ; elles sont permanentes ou provoquées.

Permanentes, c'est avant tout la *raideur de la nuque*; cette raideur, quelquefois premier symptôme de la maladie, est très rarement absente; tantôt simple gêne douloureuse dans les mouvements de flexion antéro-postérieure de la tête sur le tronc, tantôt raideur plus marquée mais qui permet tout de même les mouvements de latéralité ou de torsion, elle est plus souvent complète, avec hyperextension de la tête qui est complètement rejetée et immobilisée en arrière, d'où phénomènes de dysphagie.

A ce symptôme s'associe souvent de la contracture des muscles du dos, qui peut aller jusqu'à l'opisthotonos, de la contracture des muscles de la face, pouvant se traduire par un trismus en général peu intense et passager (forme tétanique).

L'appareil oculaire peut lui-même participer à cet ensemble et, dans chaque observation, nous retrouvons du strabisme convergent ou divergent, mais le plus souvent unilatéral.

Les contractures provoquées constituent un des signes les plus importants et les plus constants (90 %) de la méningite cérébro-spinale, *le signe de Kernig*. Cette « contracture de flexion » (Netter), qui consiste dans l'impossibilité d'obtenir l'extension complète des genoux dans la position assise, doit, pour M. Chauffard, être envisagée à un point de vue général et être définie « une contracture uni ou multi-régionale, frappant les groupes musculaires physiologiquement prédominants et survenant à propos d'attitudes qui, normalement, mettent en jeu cette prédominance : celle-ci est fixée pathologiquement dans une attitude douloureuse et irréductible. Dès lors, le signe de

Kernig des genoux n'est plus un phénomène solitaire, mais le cas le plus complet, le plus facile à saisir, d'un type séméiologique ». — « On ne l'observe pas en dehors des méningites », écrit M. Marcel Labbé...

Il appartient à toutes les variétés de méningite, aussi bien à la méningite tuberculeuse et aux méningites secondaires qu'à la méningite cérébro-spinale épidémique ; Kernig l'a même observé dans les méningites chroniques, Widal dans l'hémorrhagie méningée. Ce n'est donc pas, à proprement parler, un signe pathognomonique, mais plutôt, comme l'a dit Kernig, un « signe d'orientation ». Il indique toujours une irritation des méninges spinales.

Mais s'il est presque constant dans la maladie, il ne l'est pas toujours pendant toute sa durée, et il faut savoir qu'il n'est pas rare de le voir disparaître pendant un temps plus ou moins long, soit à l'occasion d'une rémission dans les symptômes, soit à la suite d'une diminution momentanée dans la tension du liquide céphalo-rachidien (ponction lombaire), pas plus qu'il n'est rare, comme nous le verrons, de le retrouver pendant la convalescence, et même après la guérison.

Les *convulsions* sont bien moins constantes que les contractures : exceptionnellement généralisées, elles sont plus souvent localisées à la face (muscles du front, des lèvres, des mâchoires), ou aux membres.

Voilà pour les troubles d'excitation. Mais, bien que beaucoup plus fréquentes à la période ultime de la maladie, les *paralysies* ne sont pas rares dans les cas favorables, soumises, elles aussi, à des alternatives d'apparition et de disparition, et pouvant quelquefois constituer un des premiers symptômes : paralysies des membres, systématisées ou non, allant de l'hémiplégie à la paraplégie, à la monoplégie, à la paralysie de la sphère d'un seul nerf (paralysie faciale avec asymétrie et ptosis, paralysie radiale, etc.), pouvant affecter tous les degrés, depuis la simple parésie ; paralysies oculaires (strabisme, mydriase); paralysies viscérales, pouvant atteindre la vessie, d'où rétention, ou les sphincters, d'où incontinence.

Les troubles de la *motricité réflexe* sont intéressants à signaler, moins à cause des renseignements qu'ils donnent pour le diagnostic, qu'en raison du long désaccord qui a régné à leur sujet parmi des auteurs. Pour Déjerine, Dupré, Claude, les réflexes, au début de l'affection, sont ordinairement exagérés, pour diminuer ou s'abolir lorsque la maladie touche à sa fin ; la plupart des observations s'opposent à cette manière de voir et, à la suite de M. Triboulet, nous dirons qu'ils sont ordinairement abolis, tout en faisant cette remarque, déjà faite au sujet du signe de Kernig, et en ne donnant pas à cette abolition des réflexes une constance absolue pendant toute la durée de la période d'état de la méningite, une ponction lombaire pouvant quelquefois suffire à en amener la réapparition plus ou moins passagère.

Des *troubles de la sensibilité*, le plus constant est la *céphalalgie*. Souvent symptôme de début, elle existe toujours lorsque la maladie est confirmée : quelquefois légère, passagère ou intermittente, elle est fréquemment intense et rebelle, peut suivre les oscillations de la température, se localiser à la région frontale ou, beaucoup plus souvent, à la région occipitale et finir par intéresser toute la tête.

Elle s'accompagne presque constamment de douleur de la nuque, accrue par les mouvements et la pression des apophyses épineuses, et d'une *rachialgie* qui peut être assez forte pour immobiliser le malade et lui arracher des cris de douleur.

On note encore de l'hyperesthésie cutanée et une douleur plus ou moins accusée à la pression des masses musculaires.

Les *troubles sensoriels* peuvent atteindre l'appareil auditif et l'appareil de la vision : dans le premier cas, c'est la dureté plus ou moins accusée de l'ouïe souvent préludée ou accompagnée de bourdonnements et de tintements, pouvant aller jusqu'à la surdité, en général due à des lésions labyrinthiques causées par la méningite, sans participation d'une otite : c'est du reste une complication bien plutôt qu'un symptôme.

Du côté de l'œil, les troubles peuvent être ou fonctionnels, photophobie ; ou physiques, inégalité pupillaire, mydriase, myosis, en dehors du strabisme et de la diplopie, que nous avons déjà signalés et des conjonctivites qui ne sont pas exceptionnelles.

Les troubles vaso-moteurs sont les mêmes que dans la méningite tuberculeuse : alternatives très manifestes de rougeur et de pâleur de la face, raie et tache méningitiques.

Il en est de même des diverses éruptions cutanées que l'on peut rencontrer : érythèmes polymorphes, ortiéariens, scarlatiniformes, purpuriques même, quelquefois bulleux, ordinairement symétriques ; nous devons cependant mentionner à part l'apparition de vésicules d'herpès, toujours absentes dans la méningite tuberculeuse et qui, sinon toujours se rencontrent très fréquemment dans la méningite cérébro-spinale; dans la forme à rechutes, nous les voyons notées dans chacune des observations : elles ne diffèrent en rien de l'éruption herpétique de la pneumonie, siégeant à la face, au niveau des lèvres, remontant plus ou moins loin sur les commissures et, quelquefois très précoces dans leur apparition, se montrent en général du quatrième au sixième jour de la maladie, pour disparaître quatre ou cinq jours plus tard.

Enfin, *les troubles trophiques* ne sont pas rares.

Tous ces phénomènes d'excitation ou de paralysie évoluent au milieu de *symptômes généraux* en général graves : troubles digestifs, perte de l'appétit, langue saburrale ; la constipation est fréquente, mais est loin d'être constante et rebelle comme dans la méningite tuberculeuse ; bien plus, elle peut, dès le début, être absente et faire place à de la diarrhée, ou bien encore alterner avec elle. Les vomissements, faciles, non précédés de nausées, sont habituels au début de l'affection, mais ne tardent pas à disparaître.

Les urines, rares, chargées, sont assez souvent albumineuses.

Dans la grande majorité des cas, la *température* est très élevée : elle peut d'emblée atteindre 39°5, 40° et plus, dépassant de quelques dixièmes le soir son chiffre du matin : une fois arrivée à cette hauteur elle peut former un plateau pendant la période aiguë de l'affection, mais toujours ce plateau décrit de grandes oscillations.

Les caractères du *pouls* sont variables : tantôt fréquent, dur, régulier, plus souvent pouls d'emblée mal frappé, irrégulier et soumis à des intermittences ; quelquefois pouls manifestement ralenti ; en somme, caractères très inconstants et excessivement variables d'un moment à l'autre.

Quant au *rythme respiratoire*, au début accéléré, avec dissociation possible des rythmes thoracique et diaphragmatique, il peut, au moment de l'acmé de la maladie, affecter un type périodique, soit type de Cheyne-Stokes, soit type de Küssmaul à grandes oscillations solitaires, alternant avec des pauses.

Enfin, alors qu'à l'état normal le *liquide céphalo-rachidien* ne renferme d'après MM. Widal, Sicard et Ravaut, aucun élément figuré ou seulement quelques rares lymphocytes, au cours des méningites cérébro-spinales, il offre des modifications très importantes qui peuvent, dans certains cas, et en l'absence de tout autre signe, aider au diagnostic.

A l'émission, après ponction lombaire, l'*hypertension* du liquide est habituelle.

Rarement transparent, comme à l'état normal, il est d'ordinaire *louche* ou franchement *purulent*, pouvant du reste présenter tous les aspects (trouble, laiteux etc.) intermédiaires.

Sa *densité* moyenne de 1003 à 1004, peut monter à 1009 (Lœper).

L'*albumine* y est en quantité normale (0,06 à 0,15 de globuline) ou un peu supérieure (jusqu'à 2 gr. 18 pour Denigès et Sabrazès) et dans ce cas on trouve à la fois de la globuline et de la sérine. Après repos de quelques heures, il est fréquent de voir se former un *reticulum fibrineux*, un caillot « mince, tenu, transparent, flottant parfois au sein du liquide dans la méningite tuberculeuse ; il présente au contraire lorsqu'il s'agit d'une méningite bactérienne, une consistance plus ferme, un aspect plus opaque et plus sale ; il est plus abondant, plus adhérent aux parois du tube. »

La recherche de la *perméabilité méningée* indique, d'après les travaux de MM. Griffon, Sicard et Brécy l'imperméabilité des méninges à l'iodure de potassium, au cours de la méningite cérébro-spinale.

L'*examen microscopique* des éléments cellulaires que peut renfermer le liquide et, en particulier, la recherche des globules blancs, indique *l'apparition des leucocytes*, lymphocytes ou polynucléaires, et on sait, depuis les travaux de M. Widal, que c'est la polynucléose que l'on constate à la période d'état de la méningite cérébro-spinale.

Restent les indications que peut fournir l'*étude bactériologique* du liquide. L'examen sur lamelles, après centrifugation et coloration du culot, peut dans certaines formes à liquide louche et très riche en germes, déceler quelques microbes ; la culture et l'inoculation sont plus positives, à condition d'opérer de bonne heure, car la présence des microbes est fugace ; on ne les trouve souvent qu'au début des accidents, et plus tard, l'inoculation intra-péritonéale ou pleurale donnera seule des renseignements utiles.

EVOLUTION ET PRONOSTIC.

Forme à Rechutes.

La disparition et la réapparition successives de cet ensemble symptomatique constituent le trait caractéristique de *la forme à rechutes*.

Dans la forme typique, après une période d'invasion précédant pendant un temps plus ou moins long une période de réaction et de suppuration dans laquelle les phénomènes d'excitation et de dépression se mêlent et s'associent sans aucun ordre, on voit une rémission se produire dans les symptômes et avant tout dans les signes généraux : la température s'abaisse progressivement en même temps que les troubles nerveux s'atténuent pour disparaître même quelquefois complètement. On croit à la convalescence, le malade commence à s'alimenter, il se lève, souvent même il sort de l'hôpital avec les apparences d'une parfaite guérison, et voila que, tout d'un coup, à l'occasion d'une fatigue, quelquefois d'un excès, d'autre fois sans cause appréciable, la fièvre reprend, la céphalée réapparait, les contractures reviennent et on assiste pour ainsi dire à une seconde méningite. Puis une nouvelle accalmie, un nouvel arrêt des symptômes peut se produire, pour faire place quelques jours plus tard à une nouvelle rechute.

Le *nombre* des rechutes possibles n'est pas limité. Mais, si on n'admet pas comme rechutes les reprises succédant à des rémissions de vingt-quatre ou quarante-huit heures, si fréquentes au cours de toute méningite cérébro-spinale, on peut dire que, dans la majorité des cas, la rechute est unique ou double.

Certes, on rencontre de ces observations d'une durée de plusieurs années, pendant lesquelles s'échelonnent de courtes crises de céphalée, avec raideur de la nuque, névralgies, vomissements, etc., mais elles rentrent dans la catégorie des formes abortives ou frustes, rapportées plusieurs fois sous le nom de méningites à forme ambulatoire; elles forment une sous-division des méningites à rechutes : elles n'en constituent pas la forme, en quelque sorte schématique, avec ses symptômes au complet et son allure clinique, souvent exceptionnellement alarmante.

Le nombre des rechutes est évidemment variable suivant les épidémies, et il en est de même de leur durée; aussi est-il assez difficile de dire dans quelles limites de temps elles peuvent se produire. Si on cherche à déduire des quelques observations que nous avons pu réunir la durée moyenne de la période d'accalmie, on constate que, souvent de 6 à 10 jours, elle peut, dans certains cas, durer un mois et plus encore (3 jours, puis 6 jours, dans l'observation de M. Cochez ; 6 jours dans celle de MM. Achard et Grenet ; 8 jours dans celles de MM. Galliard et Curtillet ; 10 jours dans celle de MM. Cochez et Lemaire, et dans celle de MM. Moizard et Grenet ; 1 mois dans celle du service de M. Brissaud ; 2 ans dans celle de M. Cruchet).

Du reste, l'observation du soldat V..., rapportée par M. Busquet dans son mémoire à l'Académie de Médecine, ne nous montre-t-elle pas que, quarante jours après la fin des accidents, le mucus nasal est encore susceptible de renfermer du méningocoque, et ne nous montre-t-elle pas aussi la possibilité d'une nouvelle mobilisation microbienne, et pour ainsi dire de l'envahissement des méninges par une deuxième poussée infectieuse ?

Dans les cas qui doivent se terminer favorablement, la rechute est en général plus courte que la première atteinte, et peut se limiter à une poussée de quatre ou cinq jours, sans toutefois que cette courte durée entraîne forcément une atténuation dans la gravité des symptômes.

Reste encore à savoir s'il existe des signes capables de pronostiquer une rechute.

Il ressort de l'ensemble des observations que, dans la plupart des cas, les médecins n'ont pas prévu la recrudescence de l'affection, et ont franchement cru au début d'une convalescence définitive. Et, du reste, l'ensemble symptomatique était plutôt en faveur de cette opinion. Mais il faut ajouter que, quelquefois aussi, si la recherche des signes avait été plus complète, les observateurs auraient pu trouver des jalons suffisants pour baser un pronostic de rechute. N'est-il pas de règle, dans toute affection susceptible d'affecter une forme à rechutes, de ne pas croire à la terminaison définitive, tant qu'existeront encore certains symptômes (hypertrophie de la rate dans l'ictère ; hypertrophie de la rate, rareté des urines, fréquence du pouls, dans la fièvre typhoïde ; persistance de la lésion causale dans l'érysipèle, etc., etc.) ? Eh bien, il semble que souvent on puisse de même trouver dans la méningite cérébro-spinale, des indications tirées de certains symptômes, persistance d'un peu de raideur de la nuque, du signe de Kernig plus ou moins atténué, existence d'une névrite considérée plus ou moins à tort comme une complication, absence de crise urinaire, etc., etc.

Mais ce qui doit avant tout renseigner le clinicien, ce sont les indications tirées de l'*examen répété du liquide céphalo-rachidien* :

Caractères physiques. — Au début de l'affection, le liquide est simplement trouble ou louche ; il peut rester tel jusqu'à la fin de la période d'état ; mais, dans les formes types, il devient de plus en plus purulent, pour atteindre son maximum d'épaisseur au moment de l'acmé de la maladie. Ensuite, il s'éclaircit peu à peu pour redevenir complètement limpide au moment de la convalescence.

Mais, dans le cas de *rechute*, il n'est pas rare de le voir, soit encore un peu trouble à l'examen direct, au moment où tous les symptômes cliniques ont disparu, soit d'obtenir encore, après centrifugation, un léger culot. Quelques jours après, les phénomènes généraux reprennent et la purulence du liquide augmente parallèlement pour parcourir une seconde fois le cycle que nous venons de décrire.

Examen microscopique des éléments cellulaires. — Nous

avons vu que le liquide céphalo-rachidien, normalement dépourvu d'éléments cellulaires, se charge de globules blancs. Or, la quantité et la qualité de ces éléments diffèrent suivant le moment de l'examen. Au début, les polynucléaires font leur apparition ; leur nombre augmente avec les autres signes de la maladie ; ils ne sont accompagnés que de quelques rares mononucléaires et lymphocytes ; au moment de l'amendement des symptômes, le nombre des polynucléaires diminue, et ce sont les lymphocytes qui viennent prendre leur place, pour disparaître à leur tour et laisser le liquide libre de tout élément figuré au moment de la guérison. Or, il est rare, lorsqu'une rechute va se produire, que le liquide céphalo-rachidien se débarrasse complètement de ses éléments cellulaires : les polynucléaires diminuent, disparaissent même, mais les lymphocytes qui les remplacent ne le quittent pas complètement, ils persistent pendant la période d'accalmie pour de nouveau céder la place aux polynucléaires lors de la recrudescence. Une nouvelle rémission se produit-elle, le même cycle se reproduit dans la leucocytose pour aboutir à l'expulsion complète des éléments et à la guérison, ou bien à une nouvelle polynucléose accompagnant une seconde rechute de la maladie. M. Achard cite un malade atteint de méningite cérébro-spinale à méningocoque, observé avec M. Laubry, et dont l'affection a passé par diverses phases de rémission et de retours offensifs avec des fluctuations correspondantes dans la formule leucocytaire.

Evidemment tout ce que nous venons de dire est un peu schématique et théorique et, pratiquement, le rapport des diverses catégories de leucocytes n'est pas absolument mathématique : d'une façon générale, la proportion des lymphocytes est plus grande dans un liquide séreux ou à peine louche que dans un liquide purulent ; de même le polynucléaire, élément phagocytaire microphage par excellence, a une prédominance exagérée mais toujours transitoire dans les cas tout-à-fait aigus, alors que le « mononucléaire a un rôle durable et caractérise toujours les processus évoluant avec une certaine lenteur, ayant tendance à l'organisation. » (Achard)

Examen bactériologique. — L'examen bactériologique peut, lui aussi, donner des indications utiles : on sait en effet que la présence des germes pathogènes et des méningocoques en particulier, dans le liquide céphalo rachidien, est assez éphémère : alors que leur disparition a été constatée à un moment de l'évolution de la maladie, il n'est pas rare d'observer un second envahissement microbien lors d'une rechute.

Pronostic. — Faut-il, dans la forme qui nous occupe porter un pronostic basé sur la gravité des symptômes ? Nous ne le pensons pas : car, à côté des cas à longue évolution, dont les premières poussées ont été très atténuées, dont les les premiers stades ont pu adopter la forme fruste et ambulatoire, par exemple, pour, à un moment donné activer leur marche et finir par la forme foudroyante, nous assistons, la plupart du temps, à des symptômes suraigus qui conduisent quelquefois à deux ou trois reprises le malade au seuil de la mort.

Le nombre des observations rapportées est évidemment encore trop restreint pour qu'il ne soit pas téméraire de trancher la question, mais il semble que, jusqu'à nouvel ordre, on doive considérer la forme à rechutes comme une des formes les plus curables de la méningite cérébro-spinale.

TRAITEMENT

Il n'entre pas dans notre sujet d'insister sur ce chapitre, le traitement de la méningite cérébro-spinale à rechutes se confondant absolument avec celui de la méningite cérébro-spinale en général.

Ce sont, en cas d'épidémie, les mêmes mesures prophylactiques, l'isolement, la désinfection.

Le traitement de la maladie même sera d'une part symptomatique : calmants habituels du système nerveux, applications intermittentes de glace sur le front et la nuque. La constipation sera heureusement combattue par le calomel à doses fractionnées. Nous avons nous-même été témoin, dans le service de M. le Pr Debove, des bons résultats donnés par l'administration de l'iodure de potassium dans un cas de méningite d'origine syphilitique et nous n'insisterons pas davantage sur les injections de sublimé, ni sur l'administration de l'antipyrine à haute dose ;

nous retiendrons surtout les injections du sérum, les bains chauds et la ponction lombaire.

Les injections de sérum artificiel, pratiquées deux fois par jour, à doses variables suivant l'âge, amènent souvent un abaissement de la température et une abondante transpiration ; elles relèvent l'état général, tout en modérant les phénomènes d'excitation.

Les bains chauds, essayés avec succès par Aufrecht en 1894, donnés par les uns à une température initiale de 40°, à 30°, réchauffés progressivement jusqu'à 40° par d'autres, doivent d'après M. Netter, être donnés chauds, répétés et prolongés. On les administre trois ou quatre fois jour et nuit, dans les cas graves, à 38°, 39° ou 40° pendant vingt-cinq minutes en moyenne, suivis d'un simple enveloppement dans un drap sec doublé d'une couverture de laine ; ils seront espacés, mais non brusquement interrompus pendant la convalescence. A la suite de cette médication, les douleurs diminuent de même que les contractures et le délire, la céphalée s'amende, la diurèse et la sudation s'établissent.

D'abord utilisée comme moyen de diagnostic (M. Marfan, 1893), la ponction lombaire, faite sans aspiration, a été systématiquement employée par MM. Netter, Hutinel, etc. Elle amène la décompression de la moelle et, par suite, la diminution ou la disparition du signe de Kernig, de la raideur de la nuque, de la céphalée, quelquefois même l'abaissement de la température ; enfin, et surtout, pour M. Netter, la soustraction d'un certain nombre d'agents pathogènes, d'où le conseil de les multiplier et de les répéter tant qu'elles ne ramènent pas un liquide normal.

CONCLUSIONS.

I. — Il semble qu'on puisse isoler dans la méningite cérébro-spinale, une forme spéciale, caractérisée par une évolution en général longue, et soumise à des alternatives d'exacerbations et de rémissions complètes.

II. — Les rémissions, d'une durée moyenne de quatre à dix jours, peuvent atteindre un mois et plus, et elles s'accompagnent de retour de la température à la normale, avec diminution ou disparition plus ou moins complète de tous les symptômes morbides.

III. — L'examen systématique des variations microbiennes et leucocytaires, dans le liquide céphalo-rachidien, peut, dans certains cas, faire prévoir la rechute.

IV. — Cette forme à rechutes semble, plus que toute autre, être susceptible de guérison, sous l'influence d'un traitement approprié.

BIBLIOGRAPHIE

Achard. — Société médicale des hôpitaux Paris 5 juillet 1901, troisième série, n° 24, p. 814,

Antony. — Soc. méd. hôpitaux, Paris. Des suites de la méningite cérébro-spinale, 29 mars 1901, p. 316.

Apert et *Griffon*. — Méningite cérébro-spinale de forme ambulatoire. (Soc. méd. hôpitaux, Paris, 5 juillet 1901, p. 551-555).

Assimis. — Méningite cérébro-spinale épidémique, quelques cas observés à la clinique des professeurs C. F. Dolyannis. Presse médicale, Paris, 1898, I, p. 2889-291.

Aufrecht. — Des bains chauds dans le traitement de la méningite cérébro-spinale. Semaine médicale, Paris, 1896, n° 26, p. 207.

Babinski. — Méningite cérébro-spinale subaiguë à polynucléaires. Guérison. Ponction lombaire. (Soc. méd. hôpitaux, Paris, 31 octobre 1902, p. 907-909).

Béclère. — Un nouveau cas de méningite cérébro-spinale suppurée chez l'adulte. Bull. et mém. Soc. méd. des hôpitaux. Paris, 1898, troisième série, XV, p. 427-431.

Blavot. — Traitement des méningites cérébro-spinales. Thèse, Paris, 1902.

Boinet et *Raybaud*. — Soc. méd. hôpitaux, Paris, 31 mai 1901, p. 550-555. Note sur un cas de méningite cérébro-spinale suppurée.

Bovier-Lapierre. — Panophtalmie et méningite cérébro-spinale, Thèse, Lyon, 1902.

Broussais. — Recueil des mémoires de médecine militaire, tome LIV.

Camiade. — La méningite cérébro-spinale et les récentes épidémies de Bayonne, 1897-98. Thèse, Paris, 1899.

Canuet. — Méningite cérébro-spinale épidémique. Thèse, Paris 1900.

Chadourne. — Thèse, Paris, 1842.

Chauffard. — Des suites éloignées des méningites cérébro-spinales aiguës. Soc. méd. hôpitaux, Paris, 22 mars 1901, p. 306-312.

Chauffard. — Revue médicale, 1842. Gazette de médecine et de chirurgie, 1873.

Critzmann. — La méningite cérébro-spinale épidémique. Annales d'hygiène, Paris, 1898, troisième série, XI, p. 115-124.

Cochez et *Lemaire*. — Arch. gén. méd., 1902, t. 1.

Colin. — Traité des maladies épidémiques des armées 1879, p. 685-697.

Comby. — Traité des maladies de l'enfance. Paris, p. 757-758.

Concetti. — XIIIe Congrès international de médecine, 1900, tome V, p. 345-384.

Consalvi (G.). — Des injections sous-cutanées de sublimé dans le traitement de la méningite cérébro-spinale. Semaine médicale, Paris, 1890, 16 janvier. n° 4, XIV.

Councilmann, *Mallory* et *Wright*. — Epidémic cérébro-spinal méningites. Boston, 1898.

Daga. — Thèse, Paris 1851.

Dieulafoy. — Manuel de pathologie interne, Paris 1901, t. III, p. 584. Méningite cérébro-spinale.

Dieulafoy. — Clinique médicale Hôtel-Dieu, Paris, 1900, t. III, p. 315-354. La méningite cérébro-spinale.

Dubois. — Méningite purulente à bacille de Pfeiffer. Thèse, Paris 1902.

Faure-Villar. — Recueil des mémoires de médecine militaire, Paris, 1840.

Florand. — Un cas de méningite cérébro-spinale épidémique. Soc. méd. hôpitaux. Paris, 1898, troisième série, XV, p. 530. 533.

Gachet. — Thèse, Paris, 1903. De l'abolition précoce des réflexes rotuliens dans la meningite cérébro-spinale.

Galliard. — Méningite pneumococcique foudroyante sans pneumonie. Soc. méd. hôpitaux, Paris, 10 mai, 1899.

Geswind. — Recherches et observations épidémiologiques dans la méningite cérébro-spinale. Arch. de méd. et de pharmacie militaire, 1898, XXX, p. 153-157.

Grancher, Comby et *Marfan.* — Traité des maladies de l'enfance t. IV, article Méningite cérébro-spinale.

Grasset. — Pneumococcie méningée. Leçons de clinique médicale, 2e série, p. 496.

Guinon. — Méningite aiguë à pneumocoque. Guérison, Soc. méd. hôpitaux, Paris, 1901, 14 juin, p. 599-601.

Hutinel, in *Brouardel* et *Gilbert.* — Tome IX, Paris, 1902, article méningite cérébro-spinale, p. 359.

Jemma. — Méningite par bacille d'Eberth dans le cours de la fièvre typhoïde, VIIIe Congrès de médecine interne. Semaine médicale, 1897, p. 405.

Joffroy. — Soc. méd. hôp., Paris, 22 mars, 1901, p. 310-312.

Kronig. — Valeur clinique de la ponction lombaire. Semaine médicale, 1897, n° 02, p. 437.

Labbé (Marcel). — Gazette des hôpitaux, 1900. La méningite cérébro-spinale, n° 105, p. 1103.

Labbé et *Castaigne.* — Soc. méd. hôpitaux, 29 mars 1901, p. 319.

Larregui. — Un cas de méningite cérébro-spinale chez une femme en couches. Thèse, Paris, 1875.

Laveran (L.). — Article Méningite cérébro-spinale du Dictionnaire encyclopédique Dechambre et Traité des maladies des armées.

Launois et *Camus.* — Méningite cérébro-spinale à marche cyclique chez des adolescents. Soc. méd. hôpitaux, Paris, 21 juin, 1901, p. 682-685.

Lemoine. — Une épidémie de méningite cérébro-spinale. Arch. de méd. et pharm. militaires, Paris, 1892, t. XX, p. 31-106.

Moizard et *Grenet.* — Méningite cérébro-spinale accompagnée d'une surdité temporaire, guérison. Soc. méd. hôpitaux, Paris, 19 décembre, 1902.

Mya. — XIIIe Congrès international de médecine, 1900, tome 5, p. 292.

Netter. — Diagnostic de la méningite cérébro-spinale (signe de Kernig, ponction lombaire). Semaine médicale, Paris, 1898, XVIII, p. 281-284. — Curabilité de la méningite cérébro-spinale. Soc. méd. hôpitaux, 11 mai 1900. — Soc. méd. hôpitaux, 13 mai 1898. — Clinique médicale. Semaine médicale, 1898, p. 283. — Un cas de méningite cérébro-spinale à Constantine, 25 mai, 1900, p. 385. — Bull. mém. Société méd. hôpitaux, Paris, p. 314, 29 mars, 1901.

Ozanam. — Histoire médicale des maladies épidémiques, Paris, 1835.

Parmentier. — Méningite cérébro-spinale, polynévrite, guérison. Soc. méd., Paris, 1er février, 1901, p. 90-91.

Rendu. — Méningite cérébro-spinale d'origine grippale compliquée de polyomyélite antérieure aiguë. Soc. méd. hôpitaux, 19 mai 1899, 11 mai 1900. — Clinique. Journal de médecine interne, 15 juin 1900, n° 12.

Richard. — Article Typhus, in Dictionn. de médecine et de chirurgie pratiques, 1885.

Sacquépée. — Des infections secondaires au cours des méningites cérébro-spinales. Soc. méd., hôpitaux, 11 juillet 1902, p. 749-758.

Sevestre. — Méningite à pneunocoques terminée par la guérison, p. 514-518. Soc. méd. hôpitaux, Paris, 10 juin 1898, 17 juin 1898.

Sicard. — Thèse, Paris, 1900.

Sicard et Brécy. — Soc. méd. hôpitaux, 19 avril 1901. Méningite cérébro-spinale ambulatoire curable. Cytologie du liquide céphalo rachidien. De la forme ambulatoire des méningites bactériennes. Presse médicale, 21 avril 1901, n° 67.

Simonin. — Soc. méd. hôpitaux, Paris, 11 juillet 1902, p. 757-758.

Stadelmann. — Société de médecine interne. Berlin, 15 mai 1879.

Statistique médicale de l'Armée, années 1898-1900.

Thiercelin et Rosenthal. — Sur un cas de méningite cérébro-spinale à méningocoque. Soc. méd. hôpitaux, 17 février 1899 p. 227-236.

Tourdes. — Epidémie de Strasbourg en 1840 et 1841, Paris, 1842.

Uchermann. — De Doewstrumme i Norge. Les sourds-muets en Norvège et C. Looft. La méningite cérébro-spinale épidémique en Norvège, pendant les années 1875-1897. Nord méd. Arkiv. partie médicale XXXIV. I.

Vaidreiner. — Thèse, Paris, 1893.

Vigne. — Relation d'une épidémie de méningite cérébro-spinale. Thèse, Paris, 1895.

Vorey. — Thèse, Paris, 1893.

Wentworth. — The Lancet, 1er octobre 1898.

Wilbrandt et Saenger. — Die neurologie des Auges, Wiesbaden, vol. I, p. 257.

Paris. — Imprimerie de l'Institut de Bibliographie. — xi-1903, n° 1346.

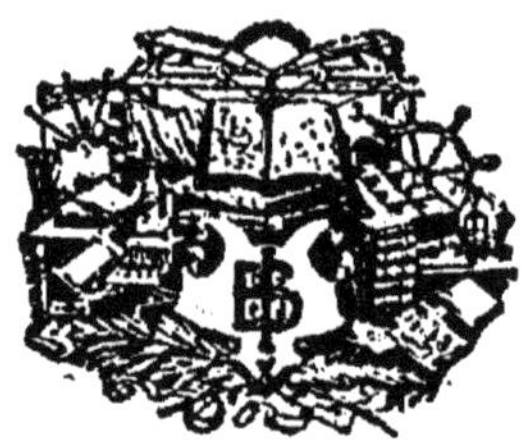

Paris. — Imprimerie de l'Institut de Bibliographie.

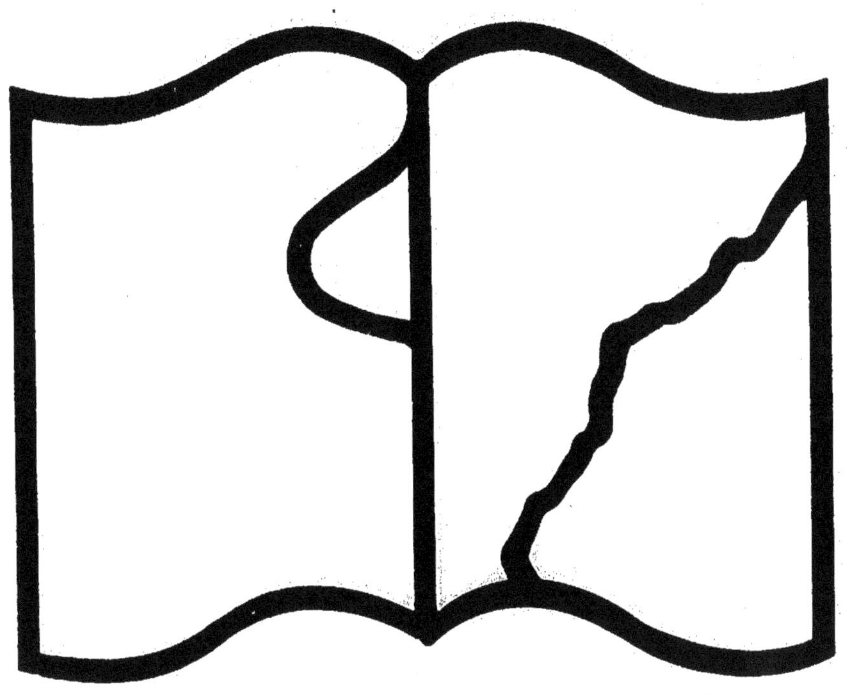

Texte détérioré — reliure défectueuse

NF Z 43-120-11

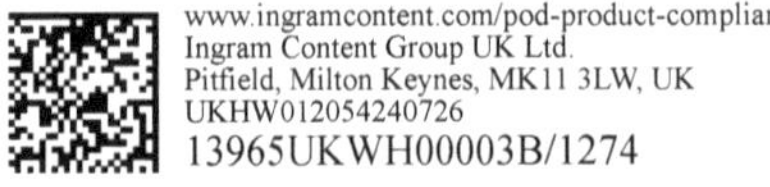
www.ingramcontent.com/pod-product-compliance
Ingram Content Group UK Ltd.
Pitfield, Milton Keynes, MK11 3LW, UK
UKHW012054240726
13965UKWH00003B/1274

9 782013 543217